Schlank und gesund mit
Säften &
Smoothies

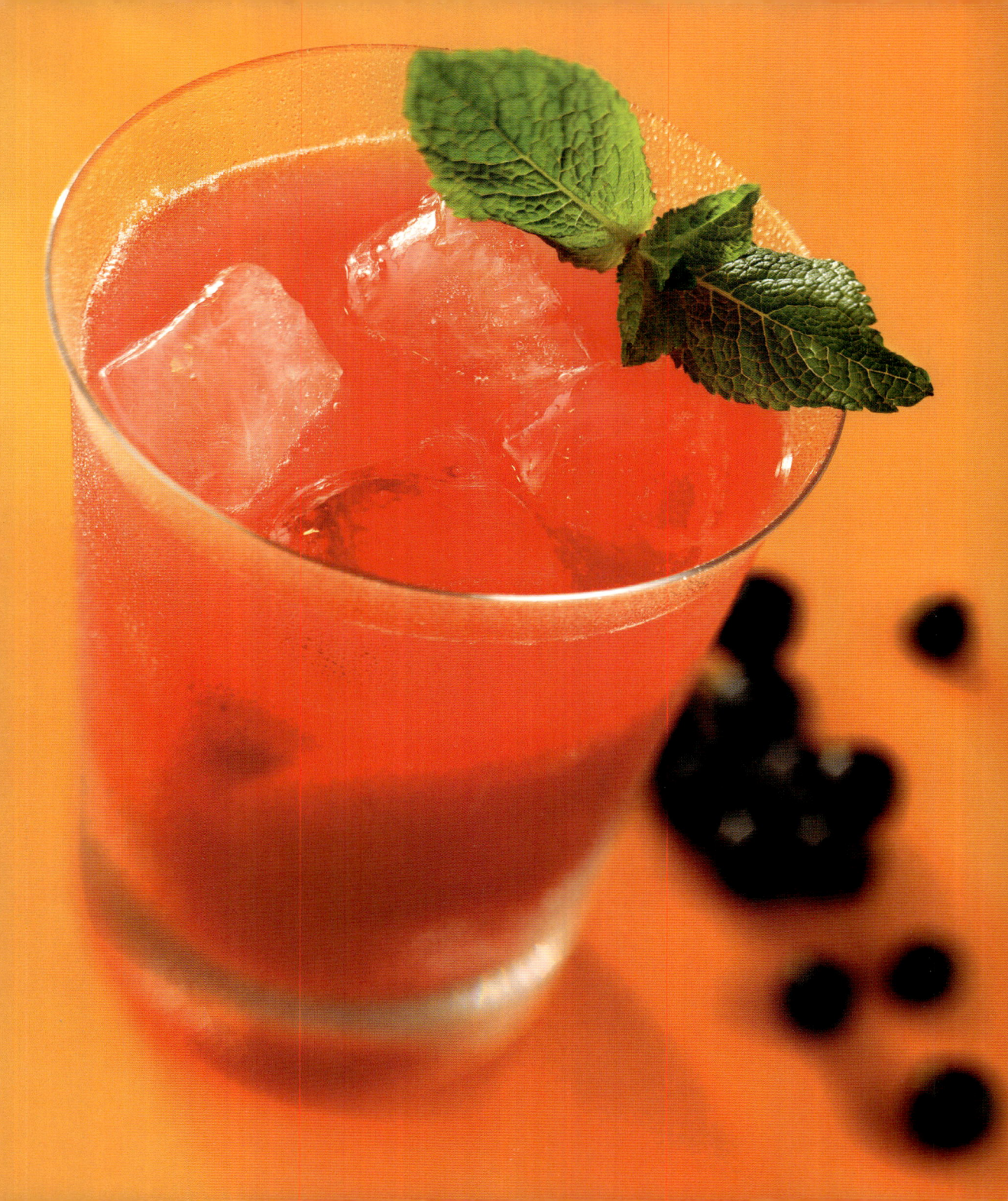

Christine Bailey

Schlank und gesund mit Säften & Smoothies

Weltbild

Titel der Originalausgabe *The Juice Diet*

Deutsche Erstausgabe

Copyright © Duncan Baird Publishers 2011
Text Copyright © Christine Bailey 2011
Fotografie Copyright © Duncan Baird Publishers 2011

Copyright © 2012 der deutschen Übersetzung by
Verlagsgruppe Weltbild GmbH,
Steinerne Furt, 86167 Augsburg

Übersetzung ins Deutsche: Bettina Snowdon
Koordination und Bearbeitung der deutschen Ausgabe:
Print Company
Verlagsgesellschaft m.b.H., Wien
Umschlaggestaltung: X-Design, München
Umschlagmotiv: © stockfood; U4-Motiv: istockphoto

ISBN 978-3-8289-5080-1

Einkaufen im Internet: www.weltbild.de

Printed in China by Imago

Hinweis des Verlags

Die Informationen in diesem Buch sind kein Ersatz für
professionelle medizinische Beratung und Behandlung.
Die Ratschläge und Rezepte sind nicht geeignet für
Schwangere oder Stillende, für unter 18-Jährige, kurz
vor oder nach einer Operation, für Diabetiker oder Men-
schen, die unter dem metabolischen Syndrom, Morbus
Wilson, AIDS oder einer Essstörung leiden. Wenn Sie
bestimmte Ernährungsregeln einhalten müssen oder
Medikamente nehmen, sollten Sie den Rat eines Arztes
einholen, bevor Sie die Ratschläge oder Rezepte aus
diesem Buch befolgen. Der Verlag und alle Personen,
die bei der Entstehung dieser Publikation beteiligt waren,
übernehmen keine Haftung, weder für Fehler in den
Rezepten und Texten noch für Probleme, die aus der
Zubereitung der Rezepte oder dem Befolgen der Ratschläge resultieren könnten.

Hinweis zu den Rezepten

Wenn nicht anderes angegeben:
Mittelgroße Früchte und Gemüse wählen.
Frische Zutaten verwenden, das gilt auch für Kräuter und
Gewürze.
1 TL = 5 ml
1 EL = 15 ml
Alle Rezepte in diesem Buch sind für eine Portion
berechnet.

Danksagung

Ich danke allen bei DBP, besonders Judy und Grace,
für die unermüdliche Unterstützung und Beratung bei
diesem Buch. Besonderen Dank an meinen wundervollen
Ehemann, der mich stets ermutigt hat, und meine großar-
tigen Jungs Nathan, Isaac und Simeon, die jedes Rezept
ausprobiert und mir beim Entsaften geholfen haben.

Inhalt

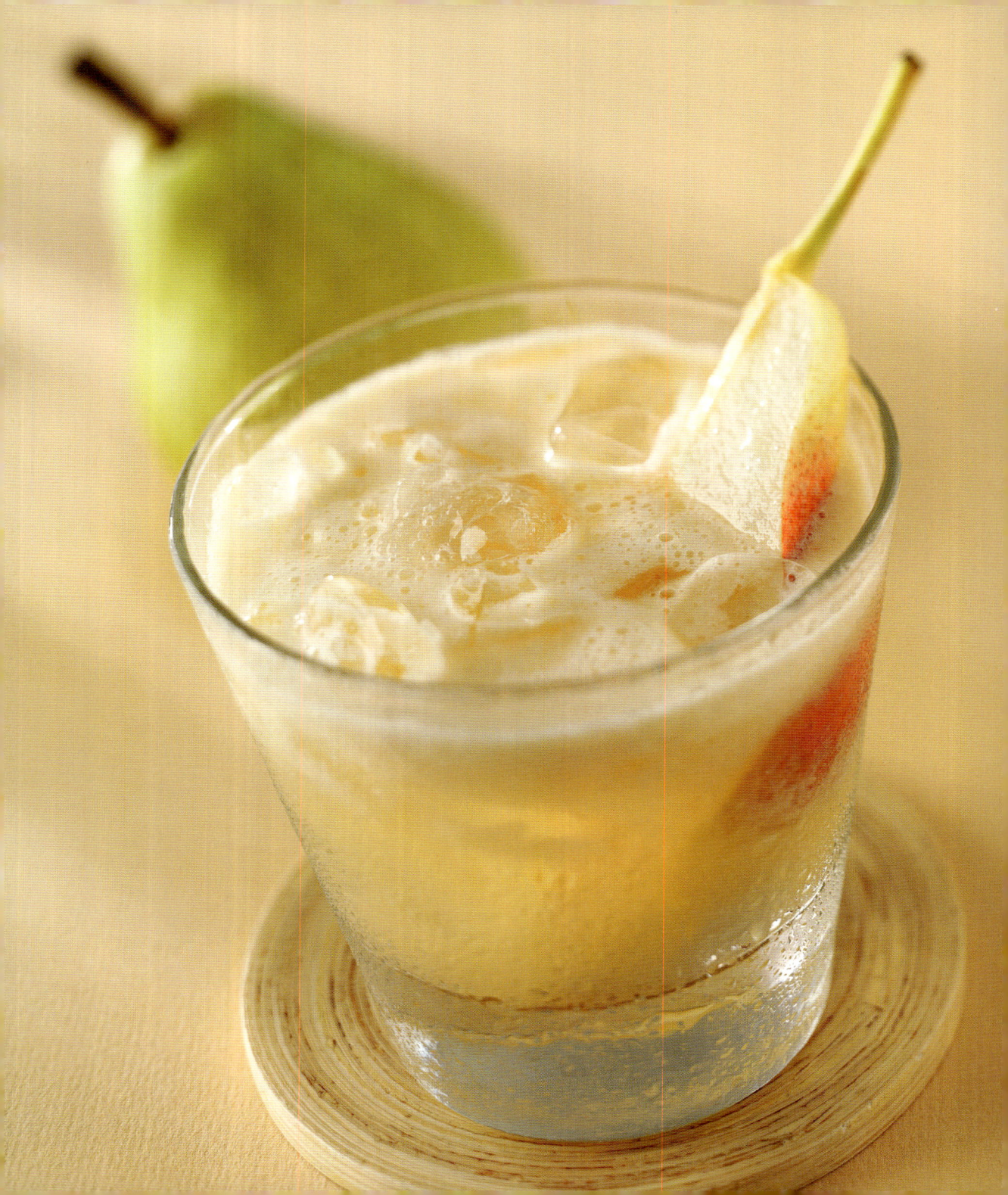

Einleitung

Wünschen Sie sich, schlanker, gesünder und lebendiger zu sein? Dann ist die Saftdiät genau das Richtige für Sie. Mit seinen 100 Rezepten zeigt Ihnen dieses Buch, wie einfach Sie sich überflüssiger Pfunde entledigen können und wie Sie Ihrem Körper gleichzeitig einen massiven Gesundheitsschub verpassen können. Egal, wie Ihre individuellen Gesundheits- und Abnehmziele aussehen: Die Saftdiät hat den perfekten Plan für Sie. Wenn Sie Ihren Abnehmerfolg beschleunigen wollen, dann können Sie Ihre Diät mit der Wochenend-Blitzdiät starten. Suchen Sie eher nach einer nachhaltigeren und konstanteren Variante, dann wählen Sie die Saftwoche mit ihren leichten Mahlzeiten und leckeren Säften, die die Gewichtsabnahme in nur sieben Tagen fördern. Wollen Sie eine Langzeitlösung, dann ist die Langzeit-Saftdiät wie für Sie gemacht. Mit Säften, die Schönheit, Energieniveau und Immunsystem unterstützen, wird kein Wohlfühlaspekt übersehen. Die Saftdiät hat 100 gute Argumente, die Sie im Handumdrehen besser fühlen lassen!

Gute Gründe für die Saftdiät

Frische Säfte haben eine reinigende Wirkung. Mit ihrem hohen Wassergehalt führen sie dem Körper Flüssigkeit zu und entgiften ihn gleichzeitig. Inhaltsstoffe wie Zitronen- und Äpfelsäure, Pektin und Chlorophyll können Fett und Giftstoffe aus dem Verdauungstrakt binden. Damit bieten Säfte eine gute Unterstützung beim Abnehmen.

Daneben liefern sie Vitamine, Mineralstoffe, sekundäre Pflanzenstoffe und Aminosäuren, außerdem Antioxidantien, die vor freien Radikalen schützen und die Leberfunktion ankurbeln. Und sie besitzen viele Enzyme, die die Verdauung und die Aufnahme von Nährstoffen fördern.

Alle Säfte in diesem Buch sind sorgfältig nach dem Gesichtspunkt zusammengestellt, die optimale Gewichtsabnahme zu erzielen. Sie bieten geballte Nährstoff-Energie, die den Körper reinigt und – noch wichtiger für die erfolgreiche Diät – den Stoffwechsel ankurbelt. Jedes Rezept in diesem Buch bietet eine Nährstoffübersicht, die Kalorien, Protein, Kohlenhydrate und Fett, die Sie mit jedem Saft aufnehmen, genau aufführt. So bekommen Sie den besten Überblick darüber, was Sie sich Gutes tun. Und natürlich ist jeder der 100 Säfte in diesem Buch ein Genuss, sodass Sie niemals das Gefühl haben müssen, auf etwas zu verzichten.

Die Vorteile der Saftdiät

Frische Säfte auf Ihrem Speiseplan machen Ihren Körper dafür fit, sich selbst zu reinigen und die Selbstheilungskräfte zu aktivieren. Folgende Vorteile sind damit verbunden:

• reduziertes Gewicht
• weniger Cellulite; Entwässerung
• verbesserte Verdauung
• mehr Energie und Lebenskraft
• strahlenderer, reiner Teint, gesundes Haar und gesunde Nägel
• besseres Immunsystem, dadurch weniger Infektionskrankheiten
• niedrigerer Blutdruck
• bessere Konzentrationsfähigkeit

Wie funktioniert die Saftdiät? Neben der Gewissheit, dem Körper alle Nährstoffe zuzuführen, die er zur gesunden Gewichtsabnahme benötigt, bietet die Saftdiät beim Abnehmen optimale Unterstützung der Verdauungs- und Leberfunktion auf zwei unterschiedliche Weisen: Zunächst wird der Körper weitgehend von Giftstoffen gereinigt, denen er ausgesetzt ist. Dann werden ihm die Nährstoffe zugeführt, die die Arbeit von Verdauungstrakt und Leber optimal fördern. Der Verdauungstrakt verarbeitet die aufgenommene Nahrung und reinigt das System, hauptsächlich über die Leber. Modernen Diät-Lebensmitteln, die häufig stark denaturalisiert sind, fehlen meistens diese wichtigen Nährstoffe.

Wenn der Körper beginnt, Gewicht abzubauen, wird er durch die Giftstoffe belastet, die sich in ihm angesammelt haben und die jetzt mobilisiert werden. Das erschwert das Abnehmen, denn wenn die Entgiftung nicht gewährleistet ist, baut der Körper weitere Fettzellen auf, in denen er diese Giftstoffe ablagert.

Sehr hilfreich sind dann Ballaststoffe, mit deren Hilfe das Verdauungs- und Ausscheidungssystem die Giftstoffe aus dem Körper transportieren kann. Weil durch das Entsaften die meisten Ballaststoffe verloren gehen, füge ich bei meiner Saftdiät noch lösliche Ballaststoffe in Form von Flohsamenhülsen, Leinsamen, Nüssen und Samen zu und ich lege besonderen Wert auf Vollfrucht-Smoothies.

Ganz einfach: Die Saftdiät wirkt, weil Ihr System gereinigt wird und damit auf dem natürlichsten Weg eine Gewichtsabnahme ermöglicht.

Abnehmen und gut aussehen Das Ausmaß Ihrer Gewichtsabnahme ist abhängig von Ihrer Aktivität, Ihrem Stressniveau und Ihrem gegenwärtigen Gewicht. Denken Sie immer daran: Das Körpergewicht alleine lässt Sie nicht besser oder schlechter aussehen, aber Sie werden sich schlanker, gesünder und jünger fühlen. Und das wird sich auf Ihre ganze Erscheinung, Ihre Haut, Ihr Haar und Ihr Energieniveau auswirken. Mit der Saftdiät fühlen Sie sich schlanker, lebendiger und gesünder.

Die Saftdiät-Programme

Dieses Buch ist in fünf Kapitel untergliedert, die sich in zwei Teile aufspalten. Im ersten Teil werden drei verschiedene Saftdiät-Programme vorgestellt: Die Wochenend-Blitzdiät, die Saftwoche und die Langzeit-Saftdiät. Sie beinhalten Saft- und Diätpläne, die zum Abnehmen geeignet sind. Im zweiten Teil des Buches finden Sie Säfte, die gesunde Haut, Haare und Nägel, Energie und Lebendigkeit fördern und das Immunsystem unterstützen. Diese Säfte können Sie beliebig mit denen der Diätprogramme kombinieren oder einfach dann genießen, wenn Sie gerade kein Diätprogramm durchführen und nur ein paar gesunde Nährstoffe zusätzlich aufnehmen möchten.

Die Wochenend-Blitzdiät ist eine intensive Zwei-Tages-Kur, bei der Sie vier Säfte täglich mit leichten, vorwiegend aus Rohkost bestehenden Snacks und Mahlzeiten kombinieren, um den Stoffwechsel anzukurbeln und damit einen schnellen Gewichtsverlust zu ermöglichen. Bei den Saftrezepten liegt der Fokus auf Nährstoffen, die den Körper reinigen und Verdauungs- und Leberleistung fördern.

Die Saftwoche ist ein siebentägiges Diätprogramm mit drei bis vier Säften oder Smoothies täglich und leichten Mahlzeiten, die die Ausscheidung von Giftstoffen und damit die Gewichtsabnahme fördern. Sie beinhaltet reinigende Säfte und solche, die den Blutzucker stabilisieren und damit (Heiß-)Hunger reduzieren.

Die Langzeit-Saftdiät zeigt Ihnen, wie Sie frische, gesunde Säfte in Ihren Alltag integrieren können. Sie sind besonders sättigend und einige auch gehaltvoll genug, um ein gesundes Frühstück oder einen Energiesnack abzugeben.

Wie Sie die Programme umsetzen Bevor Sie mit einem Programm starten, finden Sie mit dem Fragebogen auf der gegenüberliegenden Seite heraus, welches am besten auf Ihre Bedürfnisse zugeschnitten ist. Haben Sie ein Programm abgeschlossen, probieren Sie es ruhig auch mit einem anderen. Beantworten Sie zwischendurch alle ein bis drei Monate immer wieder den Fragebogen, um Ihre Fortschritte zu testen. Wichtig ist, dass die Pläne für Sie durchführbar sind.

Der Saftdiät-Fragebogen

Finden Sie mithilfe dieses Fragebogens heraus, welche Saftdiät für Sie am besten geeignet ist. Antworten Sie mit ja oder nein:

- Fällt es Ihnen schwer, abzunehmen?
- Haben Sie Wassereinlagerungen?
- Haben Sie häufig Kopfschmerzen?
- Trinken Sie regelmäßig mehr als drei Alkoholeinheiten in der Woche?
- Verursachen schon kleine Alkoholmengen Benommenheit, Übelkeit oder einen Kater?
- Haben Sie Augenringe?
- Leiden Sie unter starker Verschleimung, häufigem Schnupfen und Nebenhöhlenentzündungen?
- Wirkt Ihre Haut fahl oder leiden Sie unter Akne oder Ausschlägen?
- Haben Sie Körper- oder Mundgeruch?
- Haben Sie einen bitteren Geschmack im Mund?
- Fühlen Sie sich oft energielos?
- Haben Sie Muskel- oder Gelenkschmerzen ?
- Trinken Sie täglich mehr als drei Tassen Tee oder Kaffee?
- Trinken Sie oft weniger als sechs Gläser Wasser täglich?
- Essen Sie häufig stark verarbeitete Lebensmittel und Fast Food?

Auswertung:

8-mal oder häufiger „ja": Wochenend-Blitzdiät Ihr Körper leidet vermutlich unter einem Übermaß an Giftstoffen. Sie können nur schwer abnehmen, wenn Sie nicht zuvor entgiftet haben. Beginnen Sie also mit der Wochenend-Blitzdiät und gehen Sie dann möglichst zur Saftwoche über, um das neue Gewicht zu stabilisieren, oder zur Langzeit-Saftdiät, um Leber und Verdauungstrakt weiterhin gut zu versorgen und Ihr Gewicht zu halten.

4–7-mal „ja": Saftwoche Ihr Körper braucht Unterstützung bei der Reinigung, damit Sie in bester Verfassung sind, um abzunehmen. Wenn Sie sich an die Saftwoche halten, haben Sie die optimale Nährstoffzufuhr und unterstützen Verdauung und Leber, sodass Sie auf gesunde Weise abnehmen können. Erhalten Sie Ihren verbesserten Gesundheitszustand auch nach der Saftwoche, indem Sie die Langzeit-Saftdiät anschließen.

4-mal oder weniger „ja": Langzeit-Saftdiät Bleiben Sie dabei! Ihre Leber und Ihr Verdauungssystem machen gute Arbeit. Fördern Sie das durch das Langzeit-Saftdiät-Programm.

Es kann losgehen

Alle Säfte in diesem Buch strotzen vor Nährstoffen. Damit Sie auch möglichst viel davon profitieren, sollten Ihr gesamter Speiseplan sowie Ihr Lebenstil die Wirkung dieser Nährstoffe unterstützen. Egal, welches Programm Sie durchführen, Sie sollten immer solche Nahrungsmittel und Getränke vermeiden, die die Aufnahmefähigkeit des Körpers und dessen Entgiftungsfähigkeit negativ beeinflussen. Die Wirkung können Sie noch steigern, indem Sie die Säfte mit sorgfältig ausgewählten Nahrungsergänzungsmitteln anreichern, Entgiftungsmaßnahmen ergreifen und mäßige Bewegungsübungen machen.

LEBENSMITTEL VERMEIDEN Hier werden die Nahrungsmittel aufgeführt, die Sie meiden sollten. Viele sind Allergene oder rauben dem Körper Nährstoffe. Andere erhöhen den Blutzuckerspiegel, was Heißhungerattacken zur Folge haben kann, oder Sie enthalten Giftststoffe, die die Leber und die Verdauung belasten. Verzichten Sie nicht abrupt auf diese Lebensmittel, um Entzugserscheinungen und Nebenwirkungen zu vermeiden. Setzen Sie sie lieber zwei oder drei Tage vor dem Beginn Ihres Saftdiät-Programmes ab. Wenn Sie die Wochenend-Blitzdiät oder die Saftwoche durchführen wollen, dann versuchen Sie, die folgenden Lebensmittel während des Programms ganz zu streichen. Beim Langzeit-Saftdiät-Programm sowie den Schönheits- oder Power-Programmen reduzieren Sie diese Lebensmittel auf ein Minimum. Diese Lebensmittel sollten Sie vermeiden:

- glutenhaltige Getreide wie Weizen, Gerste, Roggen und Dinkel
- Milchprodukte mit Ausnahme von Molke und fettarmem Naturjoghurt, die wegen ihres hohen Eiweiß- und niedrigen Laktosegehaltes besser vertragen werden
- Koffein (inklusive Tee, Kaffee, Schokolade und Energie- und Sportdrinks)
- alle Softdrinks mit Kohlensäure
- Alkohol
- raffinierte Kohlenhydrate (zuckerhaltige Lebensmittel, Gebäck, Weißbrot, Reis und Nudeln, alle industriell verarbeiteten Lebensmittel und Fertiggerichte)
- Transfettsäuren und hydrierte Fette, die in frittierten Nahrungsmitteln vorkommen, Aufstriche, Kekse, Kuchen und Gebäck mit industriell verarbeiteten Fetten (prüfen Sie das Etikett, wenn Sie unsicher sind)

- rotes Fleisch und verarbeitetes Fleisch wie Würstchen, Corned Beef und Burger
- Salz (besonders auch in industriell verarbeiteten Lebensmitteln, Fertiggerichten, Snacks, Saucen, Suppen und ähnlichem. Prüfen Sie das Etikett)

SUPERFOODS UND NAHRUNGSERGÄNZUNG Zur Unterstützung der Gewichtsabnahme und zur gleichzeitigen Optimierung Ihres Ernährungszustandes bieten sich einige „Superfoods" und Nahrungsergänzungsmittel an. Manche schlage ich direkt in den Saftrezepten vor, Sie können sie aber nach Ihren Bedürfnissen beliebig auch anderen Säften zufügen, wenn Sie möchten. Legen Sie sich einen Vorrat an, Sie bekommen alles in Drogerien, gut sortierten Supermärkten oder im Internet.

Samen – Kürbis- und Sonnenblumenkerne, Hanf-, Lein- und Chiasamen
Samen enthalten jede Menge Protein, Ballaststoffe und essenzielle Fettsäuren sowie Mineralstoffe, die wichtig für die Leberfunktion sind. Versuchen Sie, täglich einen Esslöffel voll gemischter Samen mit Ihren Säften zu genießen.

Flohsamen Diese löslichen Ballaststoffe sind hilfreich bei der Regulierung der Darmbewegung und liefern Nahrung für die nützlichen Bakterien (Probiotika) im Darm. Nehmen Sie während der Dauer Ihres Saftdiät-Programms täglich einen Teelöffel Flohsamen mit einem Ihrer Säfte oder in einem Glas Wasser auf.

Probiotische Pulver Probiotika enthalten verdauungsunterstützende Bakterien, die im Darm das Immunsystem fördern und allgemein bei der Gewichtsabnahme helfen. Wählen Sie ein probiotisches Pulver, das die Bakterienstämme *Lactobacillus acidophilus* und *Bifidobacteria* beinhaltet. Halten Sie sich bei der Dosierung an die Packungsanweisung.

Superfood und Antioxidantien-Pulver
Weizengras, Gerstengras, Spirulina und Chlorella liefern Ihrem Körper eine Extraportion Nährstoffe. Geben Sie täglich einen Teelöffel in Ihren Saft.

Mariendisteltinktur Dosieren Sie die leberfunktionsfördernde Tinktur, die auch beim Abnehmen hilft, nach Anweisung.

Lecithingranulat Wenn Sie Schwierigkeiten mit der Verdauung fettreicher Speisen haben, kann Ihnen täglich ein Esslöffel Lecithingranulat im Saft helfen.

Fischöl Die essenziellen Fettsäuren in Fischölprodukten erzeugen eine hormonähnliche, Stoffwechsel kontrollierende Substanz. Ein Teelöffel täglich genügt, pur oder im Saft. Vegetarier nehmen stattdessen einen Esslöffel Leinsamen.

ANWENDUNGEN Bei der Wochenend-Blitzdiät und der Saftwoche sind ein bis zwei Reinigungsanwendungen notwendig, um das Optimum aus den Programmen herauszuholen. Bei der Langzeit-Saftdiät planen Sie mindestens zwei Anwendungen pro Woche ein. So können Sie beginnen:

Bürstenmassage Ideal, wenn Sie sich für eine Anwendung täglich entscheiden. Die Bürstenmassage stimuliert das Lymphsystem und verbessert die Zirkulation. Verwenden Sie eine Naturborstenbürste, mit der sie in langen Strichen in Herzrichtung über den Körper streichen. Vermeiden Sie dabei Stellen mit Krampfadern oder Besenreisern. Nach der Büstenmassage nehmen Sie eine warme Dusche.

Bittersalzbad Das Bittersalzbad liefert Ihrem Körper Schwefel und Magnesium, die die Entgiftung unterstützen. Geben Sie ein bis zwei Becher in das warme Badewasser und baden Sie 15 bis 20 Minuten. Ziehen Sie dann einen warmen Schlafanzug an und gehen Sie zu Bett. Diese Anwendung ist ebenfalls für die Entgiftung hilfreich.

Sauna und Dampfbad Hitze unterstützt Ihren Körper dabei, Giftstoffe auszuscheiden. Setzen Sie sich eine 10- bis 15-minütige Schwitzkur als Ziel, dann nehmen Sie ein kalte Dusche und saunieren nochmals 15 Minuten, anschließend duschen Sie wieder kalt. Trinken Sie dazu viel Wasser.

Massage Sie stimuliert den Kreislauf und die Lymphdrainage und löst emotionale und physische Anspannung. Massagen können zwar teuer sein, sind aber eine gute Begleitbehandlung während längerfristigen Abnehmprogrammen.

Entspannung Stress entzieht dem Körper Energie, die er für die Verdauung und Entgiftung braucht, und hemmt damit die Gewichtsabnahme. Versuchen Sie, sich täglich etwas Zeit zur Entspannung zu nehmen – sei es nur, einfach ungestört Ihre Lieblingsmusik zu hören.

BEWEGUNG Rasches Laufen, Radfahren und Schwimmen kurbeln den Kreislauf an und verbrennen Kalorien. Wenn Sie die Wochenend-Blitzdiät durchführen und sich schwach fühlen, sind zwei 15-minütige Spaziergänge täglich ausreichend. Setzen Sie sich 30 Minuten flottes Gehen täglich als Ziel für die Saftwoche. Während der Langzeit-Saftdiät sollte ihr Ziel sein, jede Woche mindestens zwei Einheiten Widerstands- oder Krafttraining sowie drei bis vier 30-Minuten-Einheiten kardiovaskulärer Übungen zu machen.

NEBENWIRKUNGEN ENTGEGNEN Schon nach kurzer Zeit werden Sie sich sich durch die Saftdiät gut fühlen – schlanker und energiegeladen. Doch am ersten oder zweiten Tag können sich ein paar Nebenwirkungen zeigen, was durch das Ausschwemmen der Giftstoffe bedingt ist, die jetzt aus den Körperdepots in den Blutkreislauf gelangen und über die Leber abgebaut werden. In der Regel muss man sich bei folgenden Nebenwirkungen keine Sorgen machen, sie sind schnell wieder vorüber und ein Zeichen dafür, dass die Saftdiät wirkt:

- Entzugserscheinungen wie Kopfschmerz und Heißhunger, weil bestimmte Lebensmittel gemieden werden.
- Körper- und Mundgeruch
- Veränderte Darmbewegung, Diarrhoe
- Hautprobleme (Pickel, trockene Haut)
- Müdigkeit oder Benommenheit

Um diese Effekte zu minimieren, trinken Sie den ganzen Tag über gefiltertes Wasser (Ziel: sechs Gläser). Achten Sie darauf, dass Ihr Blutzucker nicht zu stark sinkt, dafür planen Sie gesunde Snacks ein (z. B. eine Handvoll Nüsse und Samen).

Wissenswertes zum Entsaften

Mit der richtigen Ausstattung und Vorbereitung ist das Entsaften nicht nur leicht, sondern auch ganz einfach in den Alltag zu integrieren. Für die Rezepte in diesem Buch benötigen Sie einen Entsafter und einen Mixer für die Smoothies (die aus kompletten Früchten bestehen) sowie für das Zufügen von Nahrungsmittelergänzungsstoffen.

Einen Entsafter wählen Die preiswerteren Entsaftermodelle sind meistens Zentrifugen-Entsafter, die Früchte und Gemüse raspeln und sie dann schleudern, um den Saft von der Pulpe zu trennen. Haben Sie einen solchen Entsafter, dann müssen Sie in kleinen Mengen entsaften und den Entsafter immer sorgfältig säubern, denn er verstopft schnell. Für robustere, faserige Gemüse wie Weizengras eignen sich solche Entsafter nicht. Die teureren nicht zentrifugierenden Entsafter und Saftpressen haben eine höhere Saftausbeute und können für eine größere Bandbreite an Lebensmitteln verwendet werden. Egal, welchen Entsaftertyp Sie sich zulegen, stellen Sie sicher, dass er einfach zu reinigen und zusammenzusetzen ist.

Den Entsafter reinigen Reinigen Sie Ihren Entsafter immer sofort nach der Benutzung gründlich, sonst wird er zu einer Bakterienbrutstätte. Wenn Sie eine Tagesration an verschiedenen Säften herstellen wollen, dann waschen Sie ihn nach jeder Portion unter fließendem Wasser, um anhaftende Reste zu entfernen. Wenn Gemüse und Früchte den Entsafter verfärben, reinigen Sie ihn mit einer Lösung aus einem Teelöffel Natron und einer halben Tasse lauwarmem Wasser.

Säfte aufbewahren Um die optimale Nährstoffausbeute zu erhalten, trinken Sie Ihren Saft sofort nach der Zubereitung. Wenn Sie aber eine größere Menge eines Saftes machen wollen, um ihn den Tag über zu genießen, füllen Sie ihn in einen Krug, decken ihn mit einem luftdichten Deckel oder Frischhaltefolie ab und lagern ihn im Kühlschrank. Trinken Sie die gesamte Menge an einem Tag oder frieren Sie die Reste ein, bis Sie sie verwenden wollen. Um Verfärbungen zu vermeiden, können Sie einen Schuss Zitronensaft zugeben.

Zusätzliche Utensilien Neben Entsafter und Mixer, die das Entsaften so mühelos wie möglich machen sollen, sollten Sie diese Utensilien im Haus haben:

• eine kleine Handbürste, um kleinteilige Stellen des Entsafters zu reinigen

• eine Zitronenpresse

• eine Waage

• ein Schneidbrett, ein scharfes Messer und einen Gemüseschäler

• einen Krug, um Säfte aufzubewahren

• Frischhaltefolie zum Abdecken

Zutaten auswählen und vorbereiten

Wählen Sie frische Produkte, die reif zum Verzehr sind, aber vermeiden Sie beschädigte und welke Ware. Säfte aus reifen Früchten haben den höchsten Nährstoffgehalt und sind für den Körper leichter zu verdauen. Versuchen Sie, so oft wie möglich Produkte aus biologischem Anbau zu wählen, die meisten können Sie ungeschält entsaften. Das hat den Vorteil, dass Sie auch die vielen wertvollen Nährstoffe mitbekommen, die direkt unter der Schale sitzen. Waschen Sie sie aber sorgfältig. Wenn Sie keine biologisch angebauten Lebensmittel verwenden, schälen Sie diese, um mögliche Reste von Kunstdüngern und Pestiziden zu reduzieren. Bereiten Sie Säfte mit harter Schale zu – wie Zitrusfrüchte, Ananas oder Melonen –, schälen Sie diese auf jeden Fall. Entfernen Sie auch immer Stängel und große Steine.

Benötigen Sie viele Zutaten für Ihre Säfte, dann lohnt es sich, alle paar Tage größere Mengen einzukaufen. Und haben Sie Früchte übrig, die sie nicht verarbeiten können, bevor sie überreif werden, schälen Sie sie nur, hacken das Fruchtfleisch und frieren es ein. Die Stücke können Sie später in Smoothies geben, um geeiste Drinks herzustellen.

Entsaften Das beste Ergebnis bekommen Sie, wenn Sie harte und weiche Früchte aus einem Rezept zusammen entsaften, denn die harten Früchte ziehen die weicheren mit in den Entsafter hinein. Rollen Sie Blattgemüse wie Spinat zu einer Kugel und schieben Sie sie zusammen mit härteren Früchten oder Gemüse in den Entsafter. Bewahren Sie besonders weiche Früchte wie Bananen, Avocados und überreife Früchte für Smoothies auf.

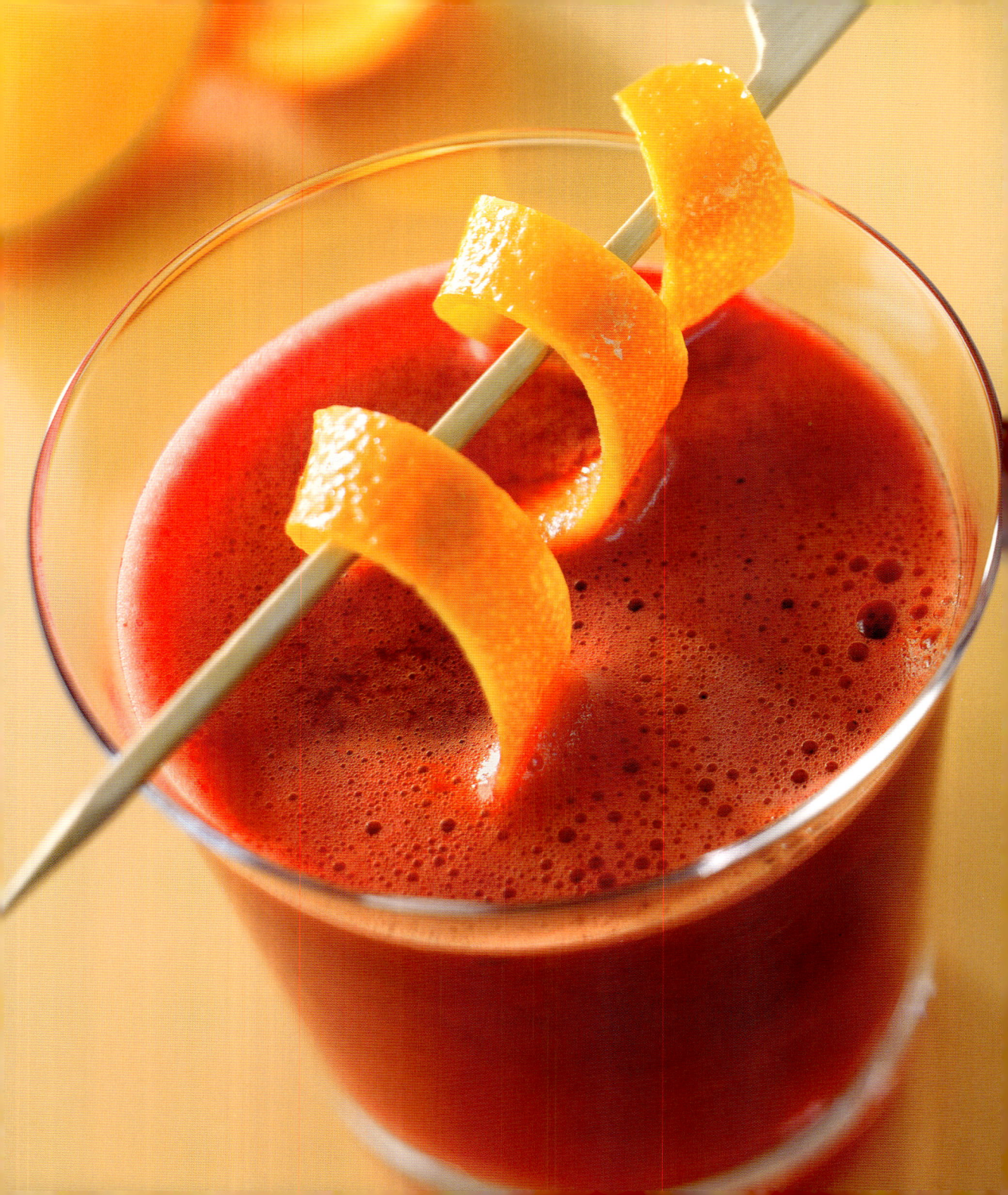

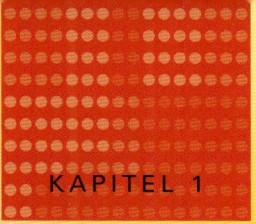

KAPITEL 1

Die Wochenend-Blitzdiät

Fühlen Sie sich müde und schlapp? Brauchen Sie einen Anstoß zum Abnehmen oder wollen Sie nach einer üppigen Schlemmerphase entgiften? Dann ist die Wochenend-Blitzdiät genau das Richtige für Sie. Die Diät ist so konzipiert, dass Ihr Körper mit wenig Aufwand zur Gewichtsabnahme motiviert wird; sie bietet jede Menge schlank machender und sättigender Säfte, die den Körper reinigen, die Verdauung verbessern und beim Abnehmen unterstützen.

In diesem Kapitel finden Sie alle Infos, die Ihnen Ihre Wochenend-Blitzdiät so einfach wie möglich machen. Es gibt einen Zwei-Tages-Planer, der für jeden Tag Vorschläge für Säfte und Mahlzeiten anbietet. Außerdem finden Sie eine vollständige Einkaufsliste, sodass Sie sichergehen können, alle Zutaten im Haus zu haben, wenn es losgeht.

Ob Sie meinen Vorschlägen folgen oder ob Sie Ihre eigenen Säfte zusammenstellen: Seien Sie versichert, dass Sie damit auf dem Weg zu einem deutlich schlankeren, gesünderen, dynamischeren Selbst sind.

< Rote-Bete-Orangen-Drink, Seite 38

Das Wochenend-Blitzdiät-Programm

Dieses Programm ist ein effektiver Start zum Abnehmen, es ist jedoch nicht als langfristige Diät ausgelegt. Um den größten Erfolg zu erzielen, lesen Sie diese Anweisungen und folgen Sie ihnen so gut wie möglich.

Bereiten Sie sich vor Zuallererst suchen Sie sich einen Termin, an dem Sie mit der Wochenend-Blitzdiät starten wollen. Notieren Sie diesen Termin in Ihrem Kalender, damit Sie auch wirklich dabei bleiben. Ein langes Wochenende ist perfekt, dann haben Sie einen Tag für die Vorbereitung und zwei Tage für die Diät. An Ihrem Vorbereitungstag vermeiden Sie Fleisch und essen nur leichte Mahlzeiten mit viel Obst und Gemüse, Fisch und Eiern. Sahne und Käse lassen Sie weg, etwas fettarmer Naturjoghurt ist aber erlaubt. Achten Sie darauf, viel zu trinken, und zwar mindestens 1,5 Liter reines, gefiltertes Wasser, und reduzieren Sie Ihren Kaffee- und Teekonsum. Am Abend lösen Sie einen Esslöffel gemahlenen Leinsamen in einem großen Glas Wasser auf, um die Entgiftung anzukurbeln.

Planen Sie das Entsaften Um Ihnen Ihre Wochenend-Blitzdiät soweit wie möglich zu erleichtern, habe ich eine Einkaufliste zusammengestellt (gegenüberliegende Seite) sowie ein komplettes Menü, das Sie anleitet (Seiten 22–23). Doch wenn Ihnen einer meiner Vorschläge nicht zusagt, ersetzen Sie ihn gegen ein anderes Rezept aus diesem Kapitel – denken Sie aber dann daran, Ihre Einkaufsliste entsprechend anzupassen und eine große Auswahl an Säften beizubehalten. Ein grüner Saft sollte täglich dabei sein, damit Ihre Nährstoffzufuhr optimiert wird. Jedes Rezept in diesem Buch ist für eine Portion ausgelegt.

Ergänzungsmittel Ich empfehle Ihnen für beide Diättage, die Säfte und Mahlzeiten durch Multivitamin- und Mineralstoffzusätze, ein Antioxidans oder leberunterstützendes Mittel und ein Produkt mit Omega-3-Fettsäuren (wie Fisch- oder Leinsamenöl) zu ergänzen. Kaufen Sie diese vor dem Beginn der Diät und entscheiden Sie sich für die beste Qualität, die Sie sich leisten können. Lassen Sie sich dabei beraten.

Die Wochenend-Blitzdiät-Einkaufsliste

GETRÄNKE

Mineralwasser
Kräutertees –
  Brennnessel, Löwen-
  zahn, Fenchel, Kamille,
  Pfefferminze, Baldrian,
  Zitronenmelisse
Aloe-Vera-Saft

LEBENSMITTEL

1 Beutel Eiswürfel
Flohsamen
gemahlener Leinsamen
Leinsamenöl
1 Beutel gemischte
  Samen
geschälte Hanfsamen
Bohnen- oder Nussmus
Cashewkerne
Mandeln
Walnüsse
Haferkleie
Hummus
1 kleiner Becher fett-
  armer Naturjoghurt
1 Glas eingelegte Arti-
  schocken
1 Glas Oliven

1 Dose gemischte
  Bohnen
Zutaten für 2 Portionen
  selbstgemachter
  Suppe oder gekaufte
  natriumarme Bohnen-
  oder Gemüsesuppen-
  Päckchen
Misosuppen-Päckchen

Obst

6 Äpfel
3 Birnen
4 Zitronen
2 Pflaumen
1 Granatapfel
200 g kernlose rote
  Trauben
2 Orangen
1 Mango
1 Pfirsich
1 Ananas
1 kleine Wassermelone
1 kleine Cantaloupe-
  Melone
100 g Kirschen

Gemüse

1 Grünkohl
1 Stangensellerie
1 Römersalat
1 Rote Bete
2 Beutel Mixsalat
1 Beutel Brunnenkresse
Sprossen
Salatgurke
1 Fenchelknolle
2 Möhren
1 kleine Süßkartoffel
1 kleines Stück Ingwer

SONSTIGES

Mariendisteltinktur
Antioxidantienpulver
Spirulina- oder Weizen-
  graspulver
Nahrungsergänzungs-
  mittel (siehe Seiten
  13–14)
Bittersalzbad

Die Wochenend-Blitzdiät-Regeln

Täglich während des Programms:

- auf den Seiten 12–13 genannte Lebensmittel vermeiden
- mind. 6 Gläser Wasser täglich trinken
- 1 EL gemahlenen Leinsamen oder 1–2 TL Flohsamen mit 1 Glas Wasser oder Saft aufnehmen
- 1 EL gemischte Samen aufnehmen

- 4 Säfte, davon 1 grünen trinken
- gesunde Snacks einplanen
- Kräutertees trinken
- 15 Minuten leichte Bewegungsübungen morgens und nachmittags
- Bürstenmassagen morgens und ein Bittersalzbad abends durchführen (siehe Seite 14)

Der Wochenend-Blitzdiät-Plan

Erster Tag

Nach dem Aufwachen 1 große Tasse heißes Wasser mit dem Saft von ½ Zitrone

Frühstück Grüner Zitronenputzer **(Seite 24)**, dann Nahrungsergänzungsmittel

Vormittag 1 Glas Wasser mit Mariendisteltinktur (nach Packungsanweisung); 1 großer Becher Kamillentee; 2 EL pürierter Kürbis und Sonnenblumenkerne und 2 Pflaumen

Mittags Granatapfel-Muntermacher **(Seite 30)**; 1 große Schüssel Mixsalat mit viel buntem Gemüse, 1 Handvoll Sprossen, 2 EL geschälte Hanfsamen und ein Dressing aus 2 TL Leinsamenöl und 2 TL Zitronensaft

Nachmittags 1 Tasse heißes Wasser mit dem Saft von ½ Zitrone oder 1 Tasse Fencheltee; Gurken- und Sellerierohkost mit 3 EL Hummus oder Nusspaste

Früher Abend Rote-Bete-Orangen-Drink **(Seite 38)**. Bohnen-Gemüse-Suppe: ½ rote Zwiebel, 1 Möhre, 1 Selleriestange, ½ Süßkartoffel, ½ Paprikaschote und 1 Tomate hacken. Die Zwiebeln in einem Topf in ½ TL Olivenöl anbraten, dann die übrigen

Zutaten zugeben. 300 ml salzarme Gemüsebrühe zugeben, aufkochen, Hitze reduzieren, mit einem Deckel zudecken und 10–15 Minuten köcheln lassen, bis das Gemüse weich ist. 200 g Cannellini-Bohnen aus der Dose zugeben und durcherhitzen. Suppe nach Belieben mit dem Pürierstab pürieren. Mit Tapas aus 2 EL entsteinten Oliven und 4 marinierten Artischockenherzen servieren.

Späterer Abend Apfel-Salat-Schlummertrunk (**Seite 43**); 1 Handvoll Mandeln und 1 Birne

Schlafenszeit 1 große Tasse Zitronenmelissentee

Zweiter Tag

Nach dem Aufwachen 1 große Tasse heißes Wasser mit dem Saft von ½ Zitrone

Frühstück Grüne Königin (**Seite 26**), dann Nahrungsergänzungsmittel

Vormittag 1 Glas Wasser mit Mariendisteltinktur (nach Packungsanweisung); 1 große Tasse Pfefferminztee, 1 Handvoll Walnüsse und 1 Apfel

Mittags Ananas-Drink (**Seite 33**); 1 Tasse Misosuppe (nach Packungsanweisung) und eine Auswahl an rohen Gemüssticks (wie Möhren, Sellerie und Gurken) mit einem Schälchen Hummus

Nachmittags 1 Tasse heißes Wasser mit dem Saft von ½ Zitrone, 1 kleines Bund roter Trauben und 1 EL gemischte Samen

Mittags Wurzelwunder-Drink (**Seite 39**); 1 große Schale Mixsalat mit buntem Gemüse wie rote und gelbe Paprika, gekochte Rote Bete, Sellerie oder Rettich, 200 g gemischte Bohnen aus der Dose (abgetropft) und 1 große Handvoll Sprossen, 1 Glas Wasser

Früher Abend Kirsch-Melone (**Seite 43**); 1 Handvoll Cashewkerne

Schlafenszeit 1 große Tasse Baldrian- oder Kamillentee

Die Diät beenden Essen Sie am Tag nach der Diät nur leichte, einfache Mahlzeiten. Dann integrieren Sie die eliminierten Lebensmittel wieder langsam (wie Fleisch und Milchprodukte), damit Sie sich nicht überlasten.

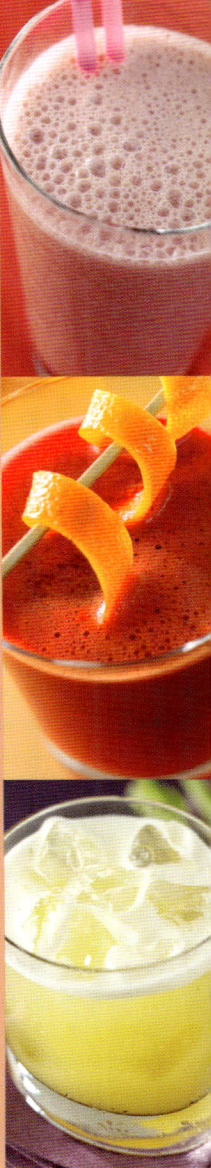

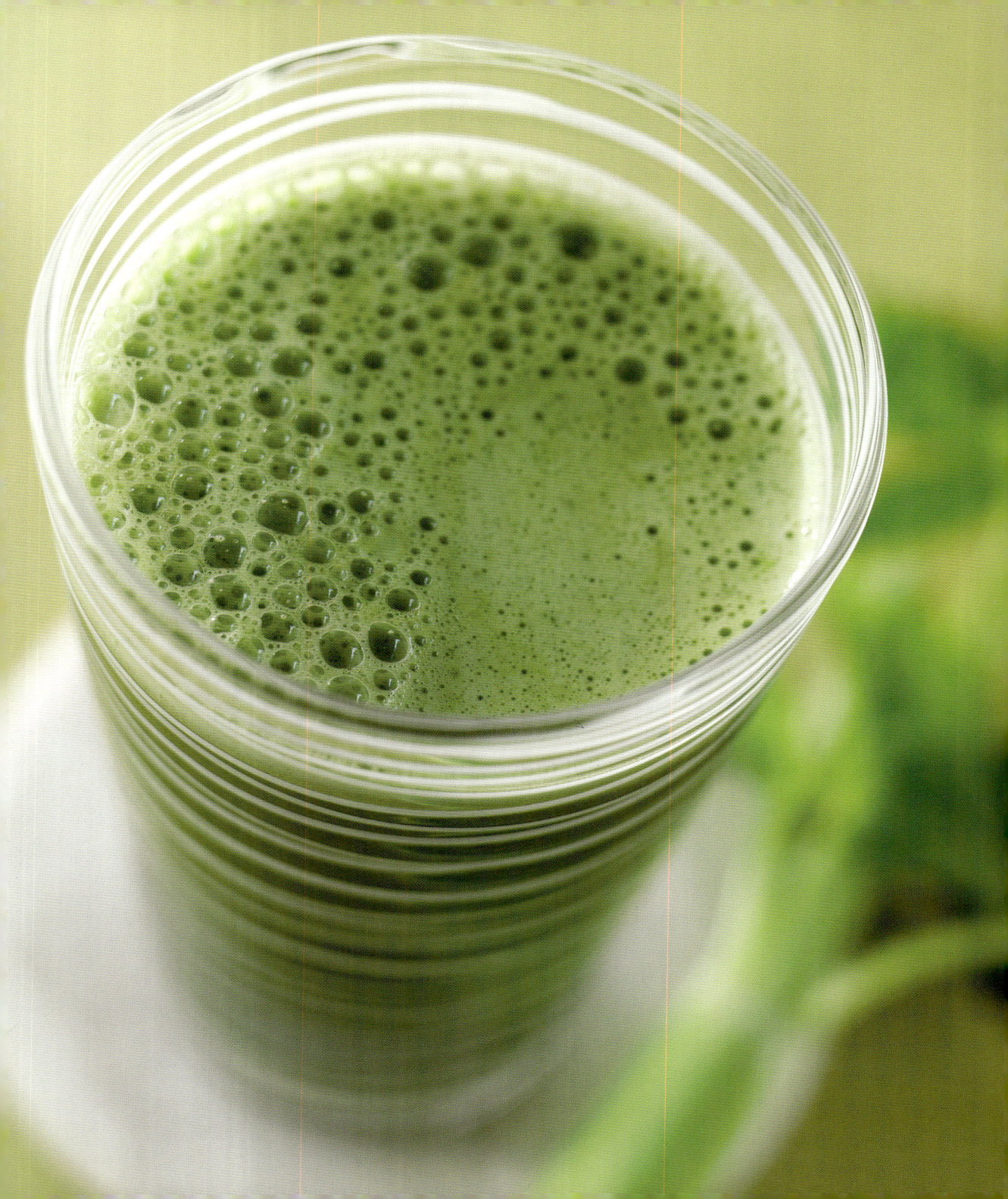

< Grüner Zitronenputzer

Kurbeln Sie Ihre Gewichtsabnahme mit diesem Saft an, der Sie von innen reinigt. Vor Chlorophyll, Kalium, Pektin und Vitamin C nur so strotzend, beschleunigt dieser Cocktail die Ausscheidung von Körpergiften und damit den Abbau von hartnäckigem Körperfett.

2 Selleriestangen • 3 große Handvoll Grünkohlblätter • 2 Äpfel • 1 Zitrone, geschält • 1 TL Spirulina- oder Weizengraspulver (nach Belieben)

Entsaften Sie alle Lebensmittel und rühren Sie dann das Spirulina- oder Weizengraspulver ein, wenn gewünscht.

GESUNDHEITLICHER NUTZEN
*Grünkohl ist perfekt, wenn man abnehmen möchte. Er ist eine gute Quelle für Glucosinalate, die hervorragende **Entgifter** sind, und enthält eine Menge **wirksamer antikarzinogner Phytochemikalien**, darunter auch die Schwefelverbindung Sulforaphan.*

Nährwerte pro Portion: Kalorien 124 kcal • Protein 6,3 g • Kohlenhydrate 19,6 g [darunter18,5 g Zucker] • Fett 2,8 g

Grüne Königin >

Ein lecker pfeffriger und dabei reinigender Saft mit vielen Antioxidantien und leberschützenden Phytonährstoffen, die die Entgiftung und damit die Gewichtsabnahme fördern. Spirulina- oder Weizengraspulver erhöht mit seinen vielen Nährstoffen Ihr Energieniveau.

2 Selleriestangen • 100 g Salatgurken • 1 kleines Bund Brunnenkresse • 2 Birnen • ½ TL Spirulina- oder Weizengraspulver

Alle Lebensmittel zusammen entsaften, dann das Spirulina- oder Weizengraspulver einrühren.

GESUNDHEITLICHER NUTZEN
*Brunnenkresse und Sellerie sind **sehr wirksame Diuretika**, die **entwässernd** wirken. Brunnenkresse besitzt viel **Vitamin B$_6$** und andere **leberunterstützende** Nährstoffe, die **Gifte und Karzinogene ausschwemmen** können.*

Nährwerte pro Portion: *Kalorien 142 kcal • Protein 2,9 g • Kohlenhydrate 32,2 g [darunter 30,5 g Zucker] • Fett 0,8 g*

Erfrischende Ingwerbirne

Dieser reinigende, belebende Saft ist ein Muntermacher für Ihren ganzen Körper! Birnen wirken wie ein mildes Abführmittel und helfen damit bei der Entgiftung, während der frische Ingwer einem trägen Verdauungssystem auf die Sprünge hilft. Gurke ist erfrischend und hydratisierend.

½ Zitrone • 2,5 cm Ingwer, geschält • ½ Salatgurke, plus 1 Scheibe zum Garnieren • 1 Birne • Eiswürfel zum Servieren

Alle Zutaten bis auf Eiswürfel und Gurkenscheibe entsaften, mit den Eiswürfeln und der Gurkenscheibe garniert servieren.

GESUNDHEITLICHER NUTZEN
*Mit viel Vitamin C, Pektin, Quercetin und Limonen ist der Zitronensaft ein guter **Muntermacher** mit **antioxidativer Wirkung**, der die **Entgiftung und Verdauung stimuliert** und **gegen Krebszellen** antreten kann.*

Nährwerte pro Portion: *Kalorien 70 kcal • Protein 1 g • Kohlenhydrate 16,7 g [darunter 16,5 g Zucker] • Fett 0,2 g*

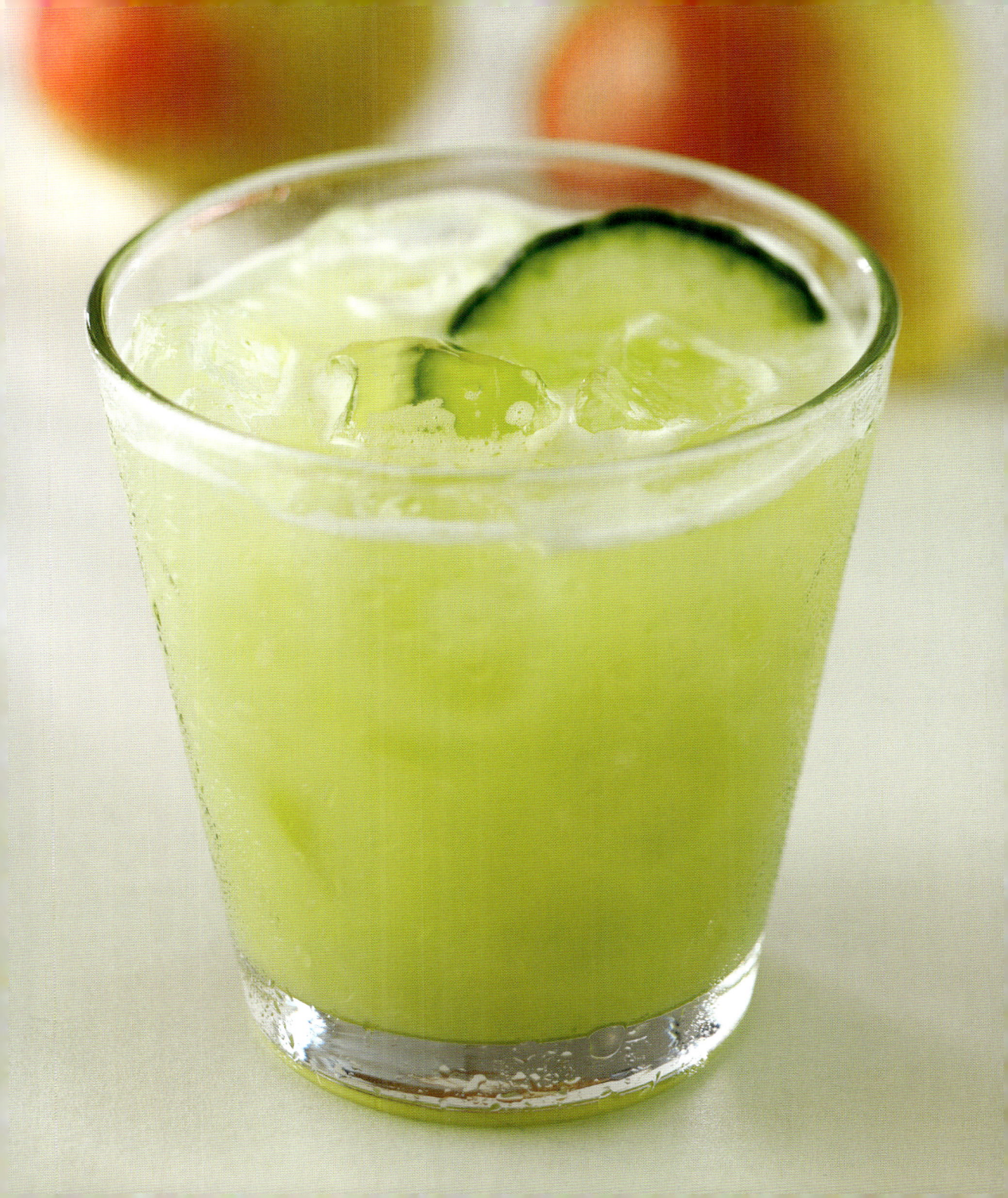

Zitruszauber

Diese pikante Kombination liefert jede Menge Vitamin C fürs Immunsystem, um Sie für die Wochenend-Blitzdiät fit zu halten. Wenn Sie die Früchte zum Entsaften schälen, dann lassen Sie die Kerne in den Früchten, denn sie enthalten Pektin, das die Absorption von Fett und Giften aus dem Verdauungstrakt fördert. Alles in allem ist dieser Drink eine wunderbarer Unterstützung einer Diät.

1 rosa Grapefruit, geschält • 1 kleine Zitrone, geschält • 1 Orange, geschält • 2 Möhren

Alle Zutaten zusammen entsaften.

GESUNDHEITLICHER NUTZEN
*Die Grapefruit enthält **Lycopen,** das vor **Krebs schützt**. Bioflavonoide aus den Kernen der Zitrusfrüchte sind **starke Antioxidantien,** die die **Kapillaren stärken, den Hautzustand** und ganz allgemein **den Gesundheitszustand verbessern** können.*

Nährwerte pro Portion: Kalorien 141 kcal • Protein 3,8 g • Kohlenhydrate 31,7 g [darunter 29,8 g Zucker] • Fett 0,7 g.

Kraut in Purpur

Dieser Drink enthält eine Menge Vitamine, Mineralien und Ballaststoffe. Die roten Trauben liefern mit ihrem Traubenzucker schnelle Energie, während die Ballaststoffe aus dem Leinsamen den Blutzucker stabilisieren und Heißhungerattacken bremsen, damit Sie Ihre Diät gut durchhalten.

150 g Rotkohl • 60 g kernlose rote Trauben • 2 Äpfel • 1 Möhre • ½ TL gemahlener Leinsamen • Eiswürfel zum Servieren

Alle Zutaten bis auf die Eiswürfel zusammen entsaften, über die Eiswürfel gießen und servieren.

GESUNDHEITLICHER NUTZEN
*Kohl enthält eine ganze Reihe **wirksamer Schwefelverbindungen**, die die **Leber schützen** und bei ihrer Entgiftungsarbeit unterstützen. Rotkohl besitzt unter allen Kohlsorten die höchste Menge an **Anthocyanidien**, die einen guten **Schutz vor Krebs und entzündlichen und bakteriell verursachten Krankheitsprozessen** bieten.*

Nährwerte pro Portion: Kalorien 144 kcal • Protein 2,7 g • Kohlenhydrate 33,8 g [darunter 32,4 g Zucker] • Fett 0,8 g

Fenchel-Enzymturbo

Ein essenzieller Diät-Drink, der Sellerie zur Entwässerung und gallenblasen-stimulierenden Fenchel enthält. Durch den verstärkten Fluss der Gallensäure bauen sich Fette schneller ab.

2 Orangen, geschält • 1 Fenchelknolle • 1 Handvoll Alfalfasprossen • 2 Sellerie-stangen • 1 Orangenspalte und etwas Orangenzeste zum Garnieren

Alle Zutaten bis auf die Orangenspalte und die Orangenzeste entsaften. Mit der Orangenspalte garnieren und etwas Orangenzeste darüberstreuen.

GESUNDHEITLICHER NUTZEN
*Wegen Ihres hohen **Enzym- und Ballaststoff-gehalts** sind Alfalfasprossen leicht verdaulich und können sogar bei der Verdauung anderer Lebensmittel unterstützend wirken. Mit viel **Chlorophyll** fördern sie die **Ausscheidung von Giftstoffen**, ihre Antioxidantien schützen die Leber und **bewahren vor degenerativen Pro-zessen**. Nicht zuletzt unterstützen sie mit ihrem hohen **Vitamin-B-Gehalt** den **Energiehaushalt**.*

Nährwerte pro Portion: *Kalorien 131 kcal • Protein 6,1 g • Kohlenhydrate 26 2 g [darunter 23,8 g Zucker] • Fett 1 g*

Granatapfel-Muntermacher >

Dank des natürlichen Zuckers aus Trauben, Granatäpfeln und Äpfeln gibt Ihnen dieser Drink viel Energie. Und der Joghurt liefert dazu Proteine, die zusammen mit dem Leinsamen vor Heißhunger schützen, indem sie den Blutzucker stabil halten.

1 Granatapfel, Samen und Fruchtfleisch • 125 g kernlose rote Trauben • 1 Apfel • 5 EL Sojajoghurt • 1 TL Antioxidantien-pulver (nach Belieben) • 1 TL gemahlener Leinsamen

Früchte entsaften, dann in einen Mixer geben und mit den restlichen Zutaten sämig pürieren.

GESUNDHEITLICHER NUTZEN
*Granatäpfel unterstützen mit ihrem hohen Gehalt an antioxidativen Substanzen wie **Poly-phenolen und Bioflavonoiden** das **Immunsys-tem**. Gleichzeitig **stärken sie auch das Haut-Kollagen und die Kapillaren**, damit können sie **gegen Cellulite wirken**. Die Samen sind reich an dem antioxidativ wirksamen Vitamin E.*

Nährwerte pro Portion: *Kalorien 213 kcal • Protein 4,2 kg • Kohlenhydrate 47,6 g [darunter 44 g Zucker] • Fett 2 g*

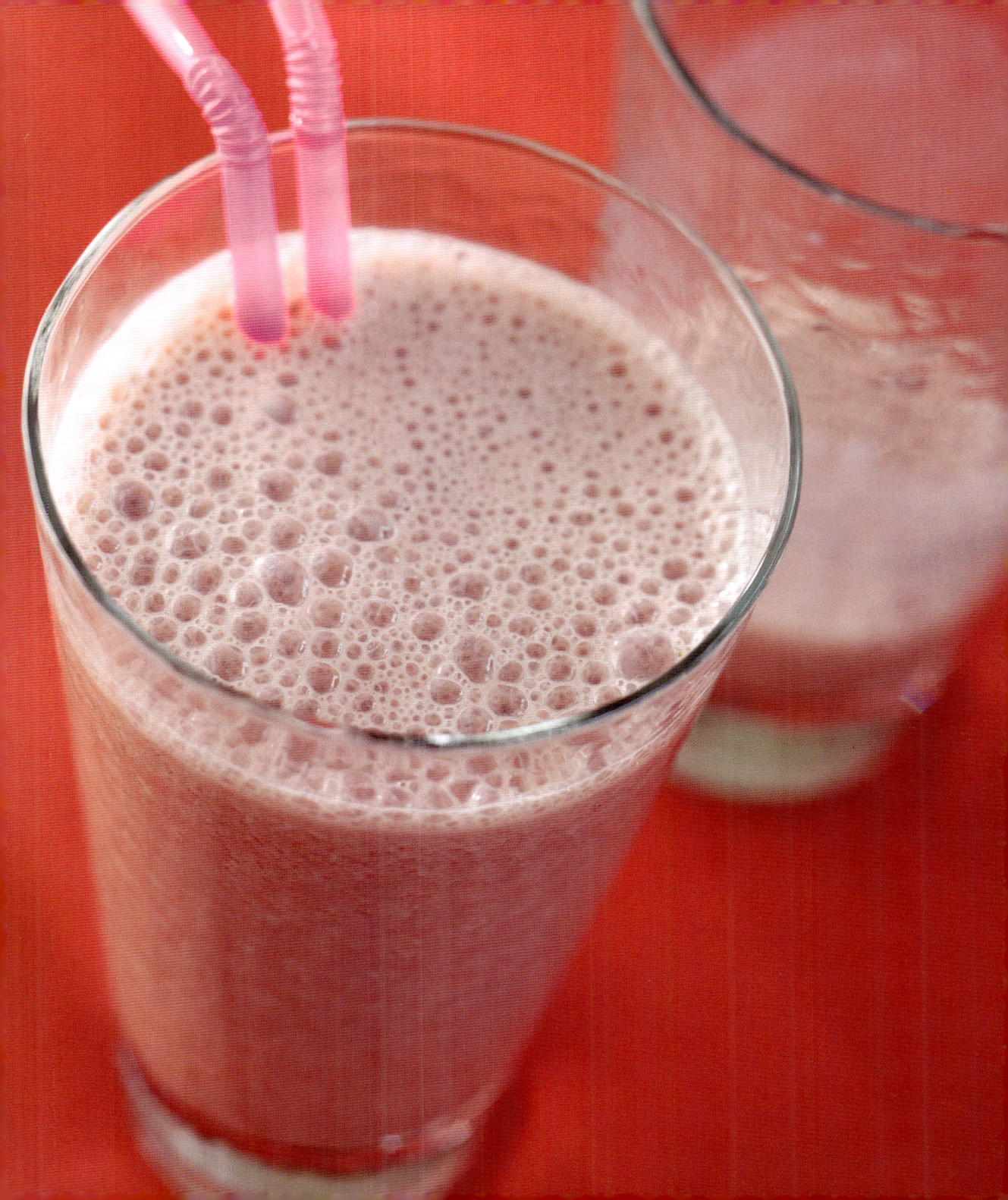

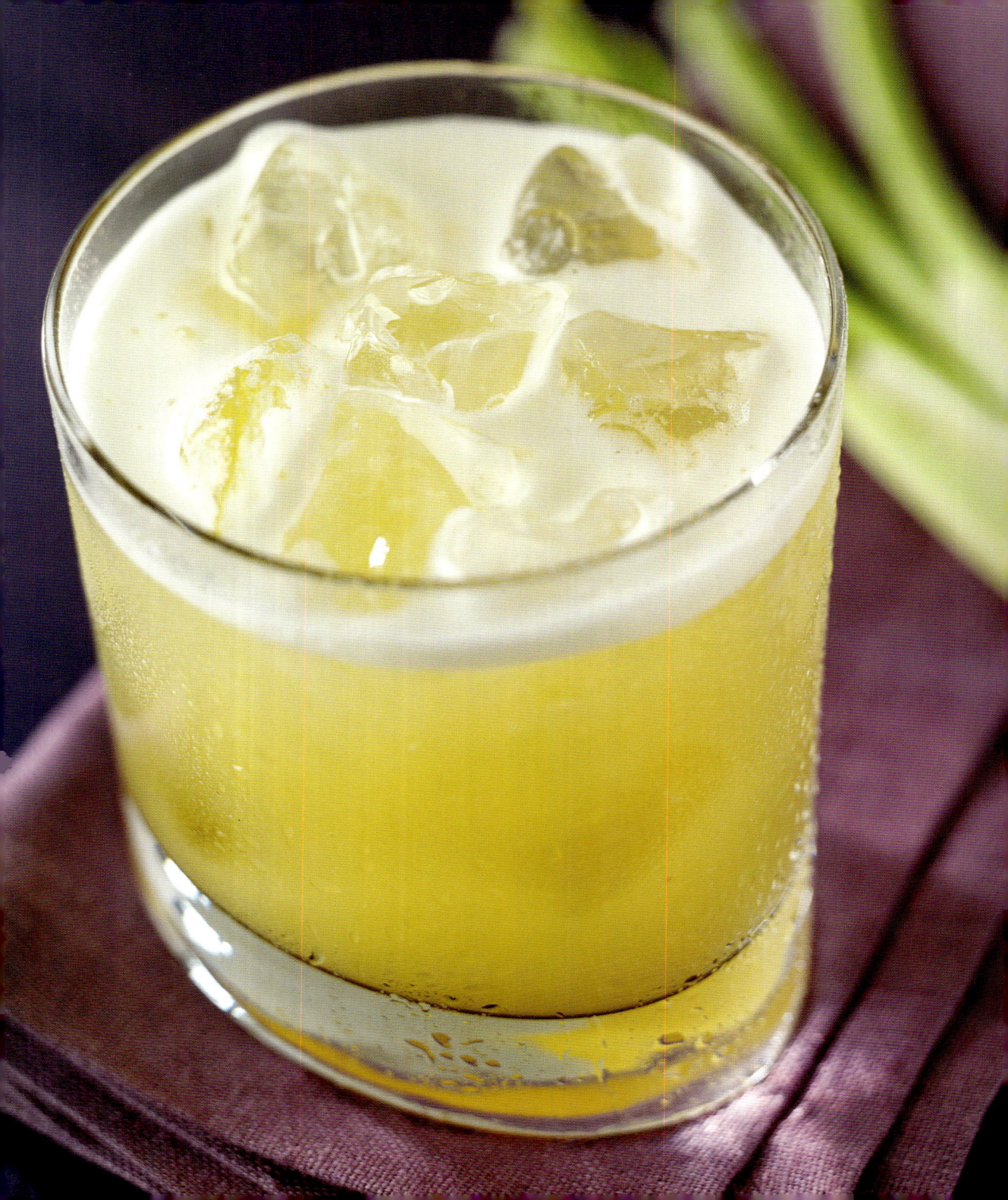

< Ananasdrink

Fühlen Sie sich etwas schlapp? Dann hilft dieser reinigende und heilende Frischekick! Fenchel wirkt wegen seiner Öle wie dem Anethol mild abführend und entwässernd, sodass Sie sich einfach leichter fühlen. Ananas, Aloe Vera und Ingwer sind als verdauungsfördernd bekannt.

½ Ananas, geschält • 2 Äpfel • 1 Fenchelknolle • 2,5 cm Ingwer, geschält • 1 TL Aloe-Vera-Saft • Eiswürfel zum Servieren

Ananas, Äpfel, Fenchel und Ingwer entsaften. Den Saft zusammen mit Aloe-Vera-Saft in einen Mixer geben und mischen. Über die Eiswürfel gießen und servieren.

GESUNDHEITLICHER NUTZEN
*Ananas besitzt das wertvolle Enzym **Bromelin**, das beim **Proteinabbau** hilft, **entzündungshemmend** wirkt und die **Verdauung fördert**. Mit ihrem hohen Gehalt an **Beta-Carotin und Vitamin C** schützt Ananas vor **freien Radikalen**, während **Vitamin B**$_1$ beim **Energieumsatz** benötigt wird. Aloe Vera wirkt **antibakteriell und -fungizid**, damit unterstützt es das Immunsystem und hat eine **stark entgiftende Wirkung** .*

Nährwerte pro Portion: Kalorien 126 kcal • Protein 2 g • Kohlenhydrate 29,3 g [darunter 28,4 g Zucker] • Fett 0,7 g

Kiwi-Guaven-Tonic

Seine Cremigkeit erhält dieser hydratisierende Saft von der exotischen Guave. Sie sorgt mit ihrem hohen Gehalt an Ballaststoffen für ein länger anhaltendes Sättigungsgefühl und bietet damit eine gute Unterstützung bei der Diät. Ein Teelöffel Spirulina- oder Weizengraspulver gibt der reinigenden Wirkung dieses Drinks noch mehr Schub.

½ **Salatgurke • 2 Kiwis, geschält • 1 Guave, geschält • 1 TL Spirulina- oder Weizengraspulver**

Früchte entsaften, dann zusammen mit dem Spirulina- oder Weizengraspulver im Mixer mischen.

GESUNDHEITLICHER NUTZEN
*Guaven sind eine sehr gute Quelle für die Antioxidantien **Vitamin A, C und E, Beta-Carotin** und **Lycopen**. Ihr hoher **Kaliumgehalt** stabilisiert den Blutdruck. Sowohl Kiwis als auch Guaven sorgen mit viel **Vitamin C** für einen **Energieschub** und **stärken die Nebennierenrinden** bei Stress.*

Nährwerte pro Portion: *Kalorien 90 kcal • Protein 2,9 g • Kohlenhydrate 18,1 g [darunter 16,6 g Zucker] • Fett 1,1 g*

Belebender Wassermelonendrink >

Die kalorienarme Wassermelone ist für die Wochenend-Blitzdiät einfach perfekt, dazu hat sie noch eine entgiftende Wirkung. Geben Sie Zimt und gemahlenen Leinsamen in den Drink, um den Blutzucker stabil und den nachmittäglichen Energieabfall und Heißhunger im Zaum zu halten.

125 g Wassermelone, geschält • 150 g Erdbeeren • 1 TL gemahlener Leinsamen • 1 Prise Zimt

Wassermelone und Erdbeeren entsaften, dann Leinsamen und Zimt unterrühren.

GESUNDHEITLICHER NUTZEN
*Wassermelonen enthalten viel **Beta-Carotin** fürs **Immunsystem**. Entsaften Sie sie zusammen mit den Kernen, denn diese enthalten sehr viel schützendes **Vitamin E**.*

Nährwerte pro Portion: *Kalorien 106 kcal • Protein 2,8 g • Kohlenhydrate 19,4 g [darunter 17 g Zucker] • Fett 2,7 g*

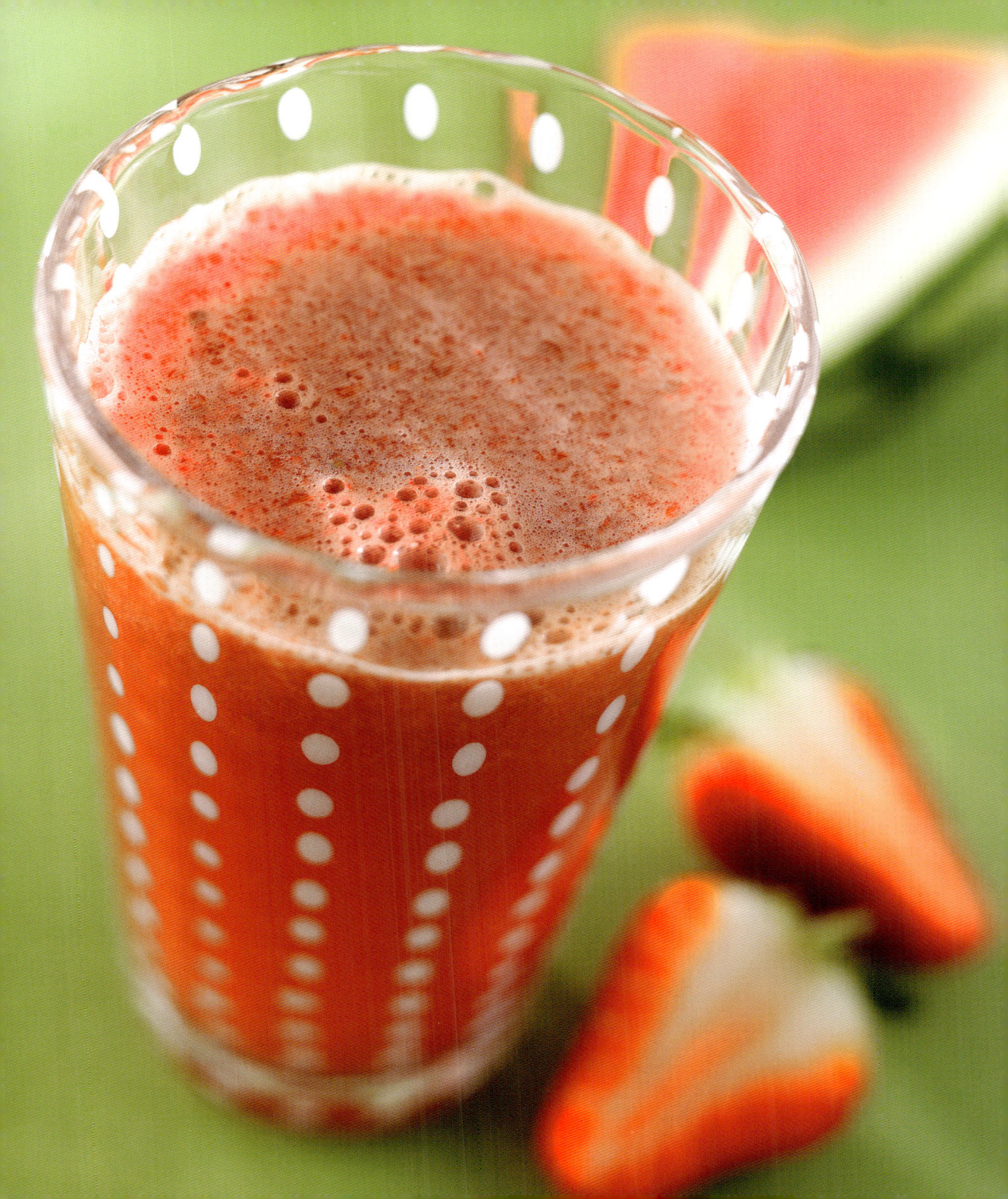

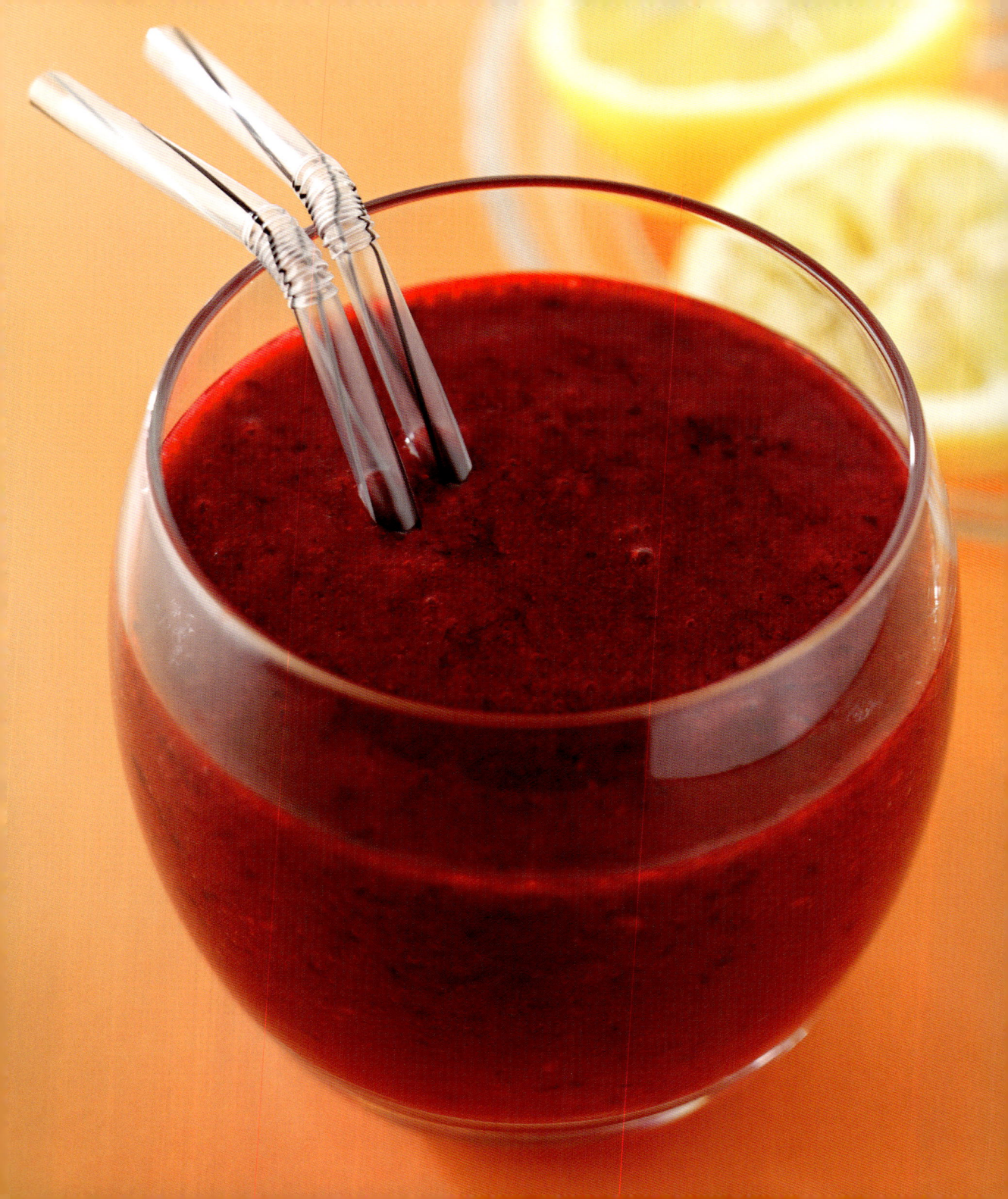

< Cremiger Beerencocktail

Hungerattacken ade! Dieser reichhaltige Saft liefert Ihrem Stoffwechsel eine große Dosis Nährstoffe wie Protein und essenzielle Fettsäuren. Durch das enthaltene Pektin wird die Verdauung und damit die Gewichtsabnahme angekurbelt und das Leinsamenöl liefert viele essenzielle Fettsäuren.

½ Zitrone, geschält • 250 g kernlose rote Trauben oder 150 ml roter Traubensaft • 200 g gemischte Beeren (TK) • 1 TL Tahin • 1 TL Leinsamenöl

Zitrone und Trauben entsaften, dann den Saft zusammen mit den übrigen Zutaten in einen Mixer geben. 125 ml Wasser zugeben und sämig mischen.

GESUNDHEITLICHER NUTZEN
Tahin wird aus gemahlenen Sesamsamen gewonnen und enthält große Mengen an **Kalzium, Magnesium, Zink, Selen** *und* **Vitamin E,** *die alle die Entgiftung fördern. Beeren und Trauben enthalten viele* **Antioxidantien,** *die* **freie Radikale** *im Körper bekämpfen .*

Nährwerte pro Portion: *Kalorien 259 kcal • Protein 5,7 g • Kohlenhydrate 49,8 g [darunter 45,9 g Zucker] • Fett 5,9 g*

Ruckzuck Frühjahrsputz

Als schneller Entgifter wirkt dieser Drink, bügelt kleine Diätsünden aus und gibt Ihrem Diätplan einen fantastischen Schub. Die Kombination von Äpfeln und Gemüse entwässert und entgiftet den Körper und verleiht Ihnen damit neuen Schwung.

1 Handvoll glatte Petersilie • 150 g Knollensellerie, geschält • 2 Äpfel • 1 cm Meerrettich oder Rettich • 2 Selleriestangen • 1 Handvoll Eiswürfel

Alle Zutaten bis auf die Eiswürfel entsaften. Dann den Saft zusammen mit den Eiswürfeln in einen Mixer geben und sämig mischen.

GESUNDHEITLICHER NUTZEN
Die Zugabe von Meerrettich oder Rettich **stimuliert die Verdauung** *und die* **Produktion von Gallenflüssigkeit,** *was den* **Fettabbau unterstützt***. Damit ist der Drink ein idealer Entgifter und hilfreich bei der Gewichtsabnahme.*

Nährwerte pro Portion: *Kalorien 98 kcal • Protein 2,9 g • Kohlenhydrate 20,3 g [darunter 19 g Zucker] • Fett 0,9 g*

Rote-Bete-Orangen-Drink

Die klassische Aromakombination Rote Bete und Orange ist ein wunderbarer Muntermacher, wenn Sie einen Energiekick brauchen. Die reinigende Wirkung des Drinks erhöht sich durch die Zugabe von ballaststoffreicher Mango und Flohsamen.

1 rohe Rote Bete • 2 Orangen, plus einige Orangenzesten zum Dekorieren • 50 g Mango-Fruchtfleisch • ½ TL Flohsamenhülsen

Rote Bete und Orangen entsaften. Den Saft zusammen mit Mango und Flohsamen in den Mixer geben und sämig mischen. Mit einer Orangenzeste garniert servieren.

GESUNDHEITLICHER NUTZEN

*Der in der roten Bete enthaltene natürliche Zucker liefert Ihnen **schnelle Energie** und macht Sie munter. Als **guter Entgifter** enthält die Rote Bete viele Antioxidantien, darunter Beta-Cyanin, das entgiftende Enzyme in der Leber aktivieren kann. Rote Bete kann auch den **Cholesterinspiegel reduzieren** und die **Produktion von Gallenflüssigkeit** fördern, die für den **Fettabbau** benötigt wird.*

Nährwerte pro Portion: *Kalorien 139 kcal • Protein 4 g • Kohlenhydrate 32 g [darunter 30 g Zucker] • Fett 0,4 g*

Wurzelwunder-Drink

Mit diesem süßen reinigenden Drink werden Sie sich in kürzester Zeit leichter und gesünder fühlen. Die Süßkartoffel trägt mit komplexen Kohlenhydraten dazu bei, dass Sie mehr Energie bekommen, und der natürliche Zucker schützt Sie vor Heißhungerattacken.

2 kleine Möhren • ½ Süßkartoffel • 2 Äpfel • ½ Salatgurke

Alle Zutaten zusammen entsaften.

GESUNDHEITLICHER NUTZEN
*Möhren stecken voller **schützender Carotine**, die **Augen und Haut gesund erhalten**. Ihr Saft ist leicht verdaulich und **beruhigt den Magen-Darm-Trakt**. Süßkartoffeln haben einen hohen Gehalt an **gemütsaufhellenden B-Vitaminen** sowie an den Antioxidantien **Vitamin A und C,** die den Kör-per **vor Ansteckungen schützen**. Ihr hoher Ballaststoffgehalt **hält den Darm gesund**.*

Nährwerte pro Portion: *Kalorien 191 kcal • Protein 3,1 g • Kohlenhydrate 45,5 g [darunter 27,9 g Zucker] • Fett 0,8 g*

Verdauungshilfe

Dieser Drink ist leicht, süß und vollgepackt mit Nährstoffen, die entgiftend, heilend und verdauungsunterstützend wirken. Die Enzyme aus der Ananas helfen beim Proteinabbau, während der reinigende Apfel die Ausscheidung von Abbauprodukten fördert.

225 g Ananas, geschält • 1 Apfel • 1 Selleriestange • 1 Handvoll Minzblättchen • 1 TL Spirulina- oder Weizengraspulver • 1 TL probiotisches Pulver (nach Belieben) • Eiswürfel zum Servieren

Ananas, Apfel, Sellerie und Minze entsaften, dann zusammen mit den Nahrungsergänzungspulvern in einem Mixer mischen. Über die Eiswürfel gießen und servieren.

GESUNDHEITLICHER NUTZEN
*Minze **beruhigt den Magen-Darm-Trakt** und kann **gegen Blähungen und Verdauungsstörungen hilfreich** sein. Zudem wirkt sie entspannend bei **Muskelkrämpfen**. Mit einem TL probiotischem Pulver erhöhen Sie die **Anzahl verdauungsfördernder Bakterien** und tun damit Gutes für Ihre Gesundheit.*

Nährwerte pro Portion: *Kalorien 68 kcal • Protein 0,8 g • Kohlenhydrate 16,7 g [darunter 16,1 g Zucker] • Fett 0,3 g*

Exotische Leidenschaft >

Dieser wunderbare süße Nektar kombiniert die energetisierenden Tropenfrüchte mit der reinigenden Möhre. Mit etwas Mineralwasser verdünnt und mit Eiswürfeln versetzt wird daraus ein tolles Erfrischungsgetränk.

1 Zitrone, geschält • 1 Papaya, geschält und entkernt • 3 Möhren, plus etwas zum Dekorieren • 2 Maracujas, Fruchtfleisch und Samen • 1 TL probiotisches Pulver • kohlensäurehaltiges Mineralwasser (nach Belieben)

Zitrone, Papaya und Möhren zusammen entsaften. Saft mit Maracuja und probiotischem Pulver in einen Mixer geben und kurz mischen. Nach Belieben mit Mineralwasser verdünnen und mit einer geraspelten Möhre dekorieren.

GESUNDHEITLICHER NUTZEN
*Papayas sind echte Wunder an Nährstoffen: Sie sind voller **Vitamin C und Antioxidantien** inklusive augenschützender **Carotinoide, Lutein und Zeaxanthin**. Außerdem bilden ihre Enzyme wie Papain gute Verdauungshilfen, die den **Proteinabbau unterstützen** und den **Verdauungstrakt reinigen** können.*

Nährwerte pro Portion: *Kalorien 89 kcal • Protein 2,9 g • Kohlenhydrate 18,4 g [darunter 9,4 g Zucker] • Fett 0,6 g*

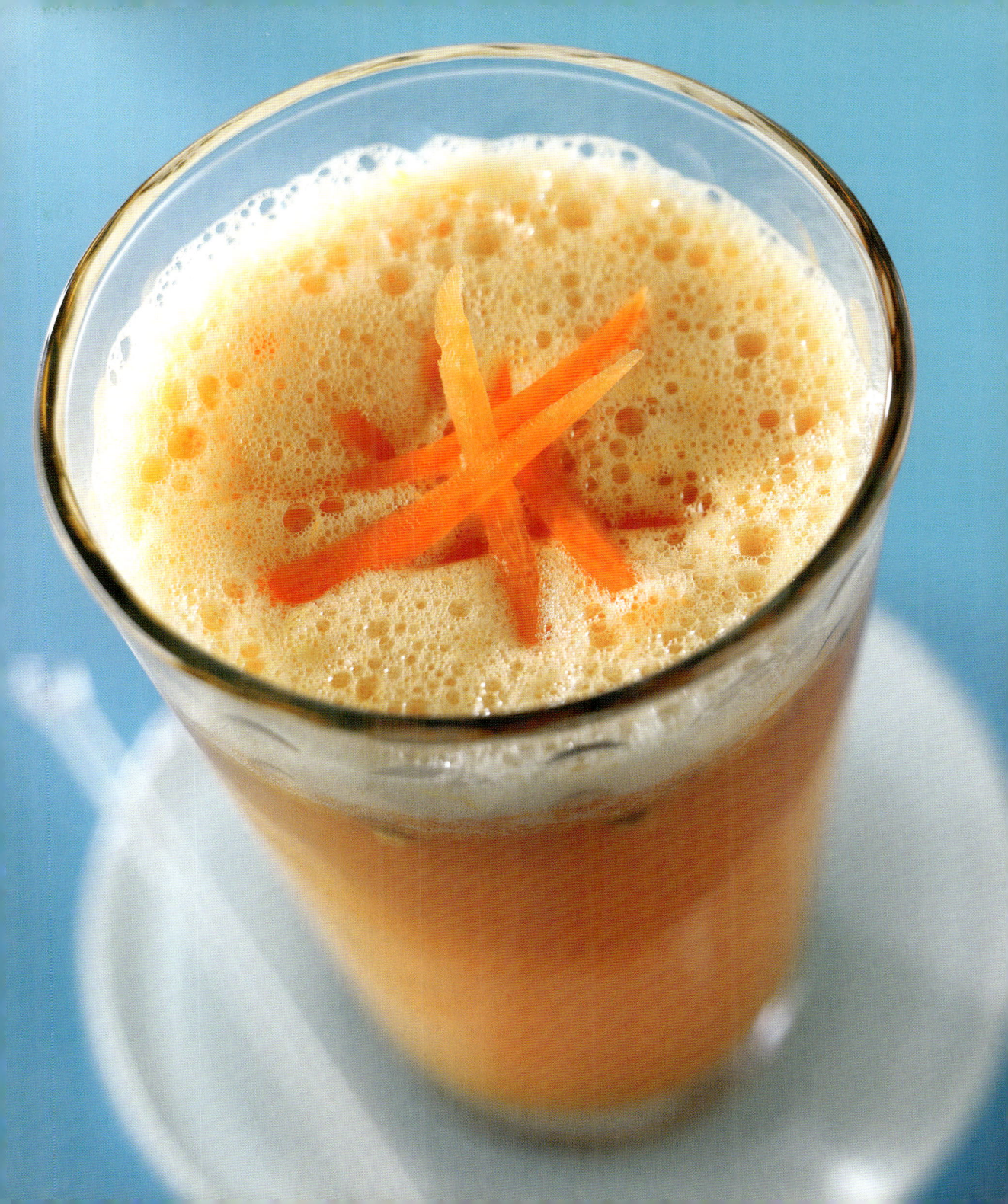

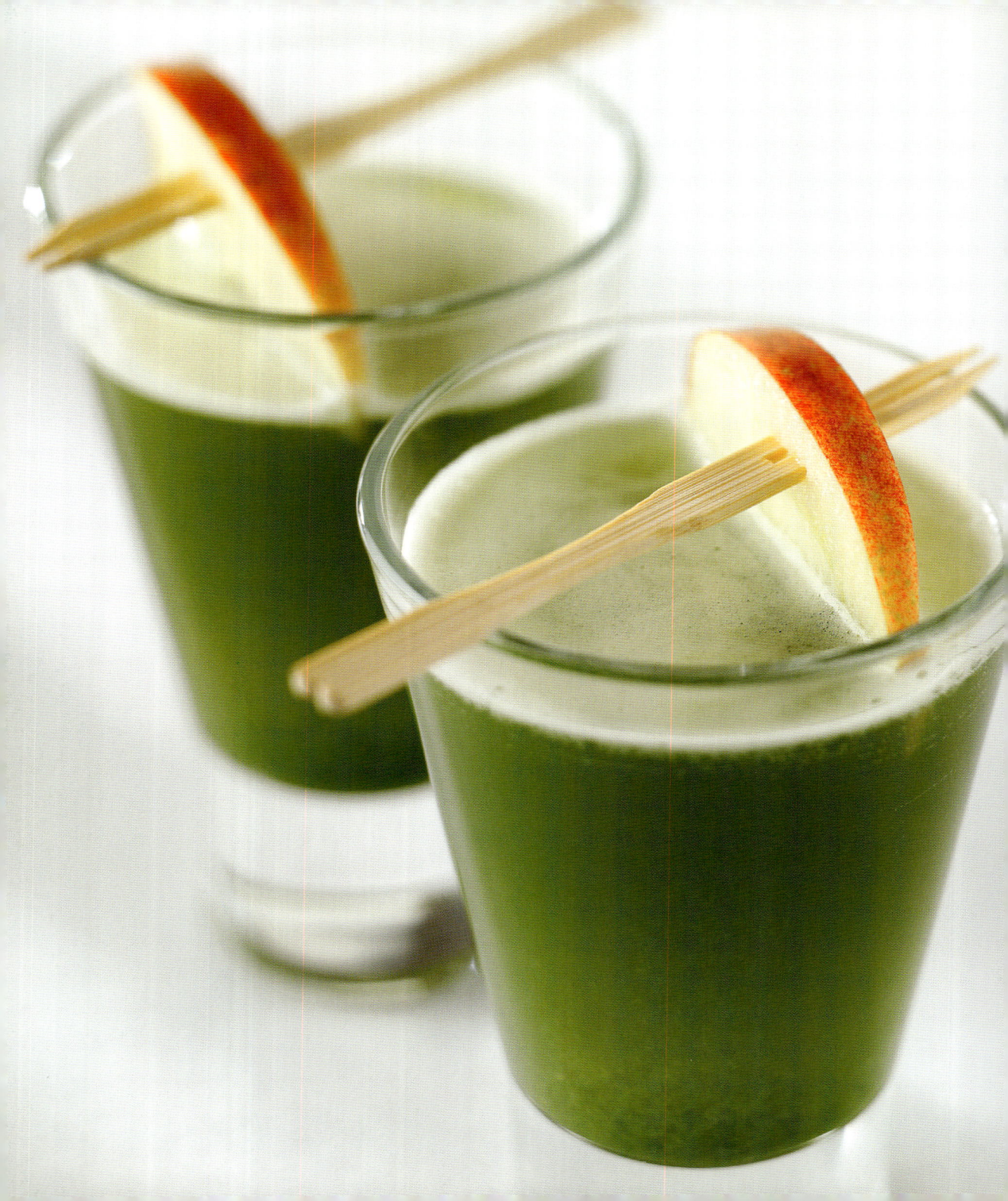

< Apfel-Salat-Schlummertrunk

Der perfekte Drink zum Tagesende, denn Salat enthält schlaffördernde Substanzen. Am besten nach dem Abendbrot genossen, enthält dieser Drink Pektin (aus den Äpfeln) und Verdauungsenzyme (aus der Ananas), die bei der Ausscheidung der Gifte helfen, die sich im Laufe des Tages angesammelt haben.

**1 Apfel, plus etwas zum Garnieren •
125 g Römersalat • 125 g Ananas geschält**

Alle Zutaten entsaften. Nach Belieben mit Wasser verdünnen und mit einem Apfelschnitz garniert servieren.

GESUNDHEITLICHER NUTZEN
*Der wasserreiche Römersalat ist hydratisierend. Voller Antioxidantien wie **Carotinoiden und Vitamin C** und mit **Ballaststoffen und Folsäure** ist er ein gesundes Gemüse – besonders fürs **Herz** –, das die **Cholesterinoxidation hemmt** und damit die **Menge des schädlichen Homocysteins reduziert**. Sein hoher Kaliumgehalt hält **den Blutdruck auf einem gesunden Niveau**.*

Nährwerte pro Portion: *Kalorien 97 kcal •
Protein 1,8 g • Kohlenhydrate 21,9
[darunter 20,6 g Zucker] • Fett 1g*

Kirsch-Melone

Ein reinigender Saft, der viele Antioxidantien mitbringt, die die Entgiftung des Körpers unterstützen, Cellulite entgegenwirken können und viel Energie bringen. Melonensamen besitzen große Mengen an Zink, Selen und Vitamin E, deshalb entsaften Sie sie mit oder knabbern sie pur.

125 g Wassermelone, geschält, plus etwas zum Garnieren • 125 g Cantaloupe-Melone, geschält • 125 g Kirschen, entsteint, plus etwas zum Garnieren • Eiswürfel zum Servieren

Alle Zutaten bis auf die Eiswürfel entsaften. Den Saft auf Eiswürfeln servieren und mit Melonenschnitzen oder Kirschen garnieren.

GESUNDHEITLICHER NUTZEN
*Mit ihrem hohen Gehalt an **Anthocyanen und Quercetin** haben Kirschen eine **entzündungshemmende und das Immunsystem unterstützende Wirkung**. Das darin enthaltene **Melatonin** wirkt entspannend und stressreduzierend. Melatonin ist **wichtig für einen gesunden Schlaf**.*

Nährwerte pro Portion: *Kalorien 118 kcal •
Protein 2,2 g • Kohlenhydrate 27,8 g
[darunter 27,5 g Zucker] • Fett 0,6 g*

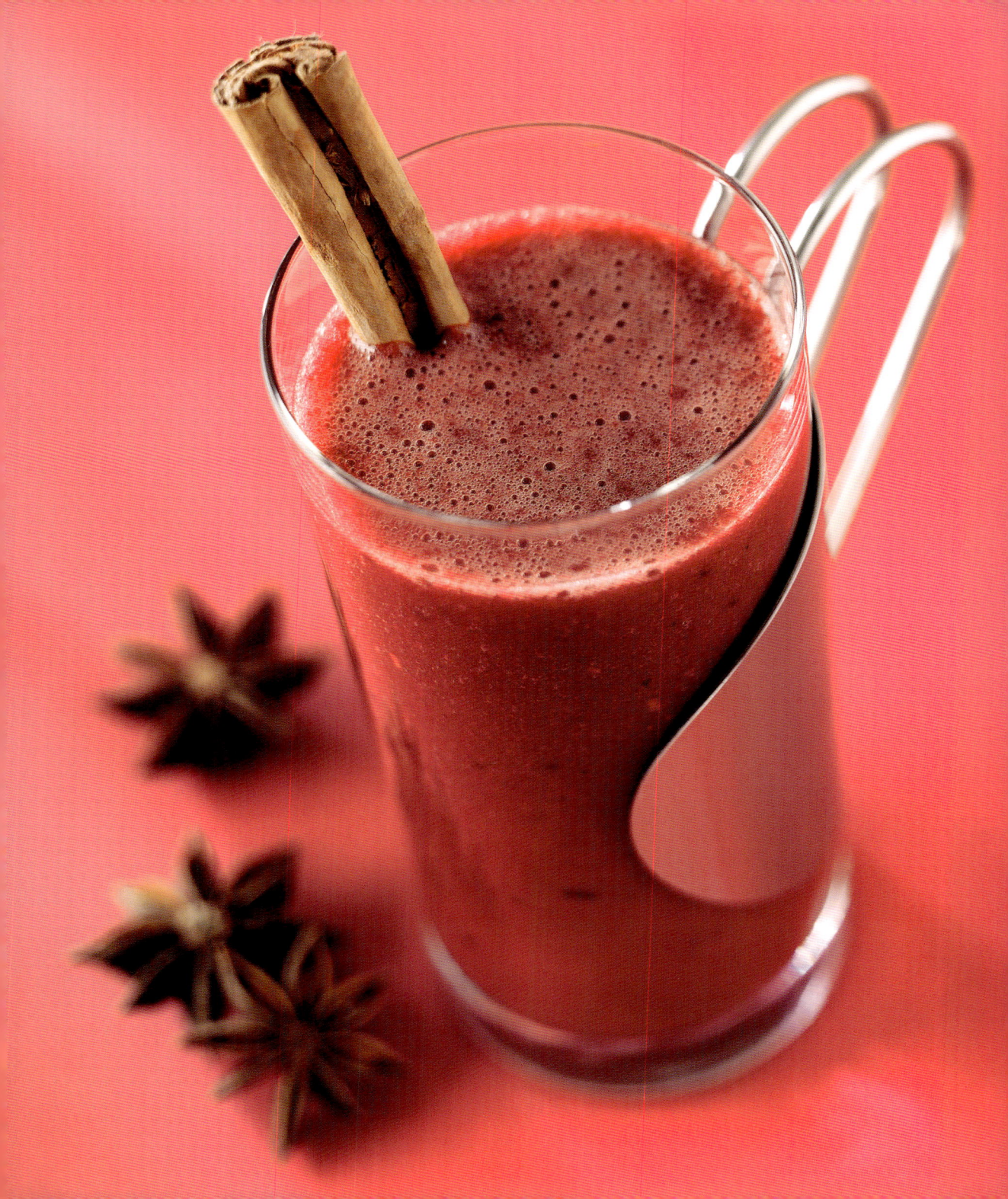

KAPITEL 2

Die Saftwoche

Dieser Sieben-Tages-Plan ist Ihr Wegweiser zu einem schlankeren und gesünderen Leben. Ob Sie hartnäckige Fettpolster loswerden wollen, sich einen gesünderen Körper oder mehr Energie wünschen: Eine Woche mit frischen, reinigenden Säften ist ein sicherer Weg dahin. Durch die Reinigung des Verdauungssystems und die Förderung der Leberfunktion fühlen Sie sich in Windeseile verjüngt und am Ende der Woche sollten Sie eine merkliche Gewichtsreduktion feststellen.

Für den Beginn habe ich Ihnen einen Plan für jeden Tag der Woche zusammengestellt, mit leckeren Drinks voller Vitamine und Phytonährstoffen, die Ihren Stoffwechsel, Ihren Ernährungszustand und Ihre Vitalität fördern, sowie mit Vorschlägen für Mahlzeiten und Kräutertees, die gut für Ihre Gesundheit sind. Ziel ist es, die Nährstoffaufnahme zu optimieren, dabei Hungerattacken zu vermeiden und die Lebensmittel auszuschließen, die den Stoffwechsel hemmen. Halten Sie sich an den Plan und Sie werden sehen: Nach einer Woche fühlen Sie sich leichter und gesünder.

< Heiße Früchtchen, Seite 65

Das Saftwochen-Programm

Alle Säfte haben wenig Kalorien, besitzen aber viele stoffwechselfördernde Nährstoffe. Innerhalb weniger Tage bringen die reinigenden, energetisierenden und fettverbrennenden Säfte Ihren Körper in Top-Form!

Die Richtwerte für die Saftwoche orientieren sich an einer täglichen Kalorienaufnahme von 1100 bis 1200 kcal – optimal für die effektive und dabei gesunde Diät. Die Säfte liefern Ihrem Körper jeden Tag alle Nährstoffe, die Sie brauchen, um sämtliche Systeme für den Abbau überflüssiger Kalorien optimal zu versorgen. Haben Sie das Programm beendet, dann gehen Sie zur Langzeit-Saftdiät über, bei der Sie Ihre Kalorienzufuhr auf ein dauerhaft gesundes Maß erhöhen, während Sie einen frisch zubereiteten Saft täglich in Ihren Ernährungsplan integrieren.

Das Saftwochen-Programm durchführen

Suchen Sie sich eine Woche aus, in der Sie sich voll und ganz dem Programm widmen können; eine Woche, in der Sie möglichst wenige Termine haben. Ich empfehle Ihnen, an einem Samstag oder einem anderen arbeitsfreien Tag zu beginnen. Das macht es Ihnen leichter, sich an die neuen Ernährungsregeln zu gewöhnen, während Sie zu Hause entspannen können. Wie bei der Wochenend-Bitzdiät sollten Sie sich eine gewisse Vorbereitungszeit gönnen. Machen Sie eine Einkaufsliste mit allen Zutaten, die Sie für diese Zeit brauchen und besorgen Sie diese vorab. Folgen Sie den Richtlinien auf Seite 20, um Ihren Körper auf die Woche vorzubereiten. Am Abend vor dem Beginn der Diät lösen Sie 1 EL gemahlenen Leinsamen in einem großen Glas warmem Wasser auf, um den Reinigungsprozess anzukurbeln, und trinken es.

Sich an mein Sieben-Tages-Programm zu halten, macht Ihnen die Sache leichter, aber natürlich können Sie auch andere Säfte aus dem Programm auswählen. Achten Sie bei den Säften auf ein großes Farbspektrum am Tag, damit Sie möglichst viele Nährstoffe aufnehmen. Und folgen Sie den Saftwochen-Regeln auf der gegenüberliegenden Seite. Sie erleichtern es Ihnen, dem Plan zu folgen, und erhöhen seine Effektivität.

Die Saftwochen-Regeln

Folgen Sie den Wochenend-Blitzdiät-Regeln von Seite 22. Zusätzlich beachten Sie täglich Folgendes:

• Nehmen Sie die auf Seite 13–14 vorgeschlagenen Nahrungsergänzungsmittel auf.

• Trinken Sie 3 Säfte, ausgewählt aus den Rezepten in diesem Kapitel (wenn Sie dem Plan nicht folgen, der die Säfte beinhaltet), und wählen Sie dabei möglichst viele Farben, dabei sollte der letzte Saft am Tag grün sein.

• Essen Sie einen bunten Blattsalat.

• Nehmen Sie eine Portion Kohlgemüse über die Säfte, in Salat oder Suppe auf (Brokkoli, Blumenkohl, Grünkohl, Weißkohl usw.).

• Beziehen Sie den ganzen Tag über proteinhaltige Lebensmittel ein – das hilft, den Blutzucker stabil zu halten. Dies können Nüsse, Samen, Hülsenfrüchte, Fisch, Eier, Soja und Naturjoghurt sein.

• Trinken Sie Kräutertees, grünen Tee oder Misosuppe, wenn Sie ein warmes Getränk wünschen.

• Machen Sie morgens Bürstenmassagen und abends ein Bittersalzbad (siehe Seite 14).

• Machen Sie einen flotten 30-minütigen Spaziergang, der Sie etwas aus der Puste bringt (oder fahren Sie Rad bzw. schwimmen Sie).

Die Diät beenden

Wenn Sie die Diät beenden, versuchen Sie, nicht wieder in die alten Muster zu verfallen. Die ersten Tage nach der Diät könnten schwer werden, denn der Körper muss sich wieder auf eine normalere Ernährungsweise umstellen. Versuchen Sie, die gemiedenen Nahrungsmittel und Getränke nur langsam wieder einzuführen. Beobachten Sie genau, ob Sie eine Unverträglichkeitsreaktion auf einzelne Lebensmittel bekommen, die Sie während der Diät ausgeschlossen hatten. Halten Sie allgemein auch nach der Diät Ihre Mahlzeiten leicht und beziehen Sie täglich viel Rohkost, Säfte und Smoothies ein. Folgen Sie den Regeln im Kapitel Langzeit-Saftdiät, um sich gesund und schlank zu halten.

Der Saftwochen-Plan: Tag 1–4

Tag eins

Nach dem Aufwachen 1 große Tasse heißes Wasser mit dem Saft von ½ Zitrone oder 1 Tasse grüner Tee

Frühstück Grüner Turbo (**Seite 52**); 1 Schale gemischte Beeren mit 3 EL Naturjoghurt und 2 EL gemischten Samen

Vormittagssnack 1 Handvoll Paranüsse, 1 Tasse Brennessel- oder grüner Tee

Mittags Gazpacho-Smoothie (**Seite 61**); gemischter Blattsalat: 1 Handvoll gemischter grüner Salat (Brunnenkresse, Rucola, Feldsalat und Babyspinat) mit ½ Paprikaschote, 1 Selleriestange, ¼ Salatgurke und 2 Tomaten (alles gehackt) mischen. 200 g Limabohnen aus der Dose abgießen und unter alle Zutaten heben. Mit 1 Handvoll Alfalfasprossen bestreuen.

Nachmittagssnack 3 EL Hummus mit Sellerie-, Salatgurken- und Möhrensticks, 1 Tasse heißes Wasser mit dem Saft von ½ Zitrone

Früher Abend Rubinmix (**Seite 73**)

Abends gedämpftes Lachsfilet: 1 Lachsfilet mit 1 EL Zitronensaft und etwas gehacktem Dill besprenkeln und 15 Minuten dämpfen. Mit einem großen Teller gemischtem pfannengerührtem Gemüse, bestreut mit 1 TL Sesam servieren; 1 Tasse Kamillen- oder Fencheltee

Tag zwei

Nach dem Aufwachen 1 Tasse heißes Wasser mit dem Saft von ½ Zitrone oder 1 Tasse grüner Tee

Frühstück Frühstücks-Frischekick (**Seite 55**)

Vormittagssnack Sellerie- und Salatgurkensticks mit 2 EL Olibentapenade oder Nussmus; 1 Tasse Pfefferminztee

Mittags Petersilienfreund (**Seite 62**); Linsensuppe mit Curry: ½ gehackte rote Zwiebel mit ½ TL Kurkuma und ½ TL geriebenem Ingwer in etwas Olivenöl anbraten. 3 EL rote Linsen, 150 g geraspelte Möhren und 250 ml Gemüsebrühe zugeben. Zum Kochen bringen, Hitze reduzieren und zugedeckt 15–20 Minuten köcheln lassen. Mit etwas Sojamilch abschmecken und sämig pürieren. 2 Pflaumen

Nachmittagssnack 1 Handvoll Mandeln und 1 Tasse heißes Wasser mit dem Saft von ½ Zitrone

Früher Abend Litschidrink (**Seite 73**)

Abends Gemüse mit Tofu: Ofen auf 180 °C vorheizen. ½ rote, 1½ orangefarbene Paprikaschoten und ½ rote Zwiebel hacken. Mit 1 in Scheiben geschnittenen Salatgurke und 125 g gewürfeltem festen Tofu in eine Form geben, etwas Olivenöl und Tamari-Sojasauce darüberträufeln und 25–30 Minuten im Ofen weich garen. 4 halbierte Cherrytomaten zugeben und weitere 10 Minuten backen. Mit grünem Salat servieren. 1 Tasse Kamillen- oder Fencheltee

Tag drei

Nach dem Aufwachen 1 Tasse heißes Wasser mit dem Saft von ½ Zitrone
Frühstück Leberhelfer (**Seite 56**); 1 pochiertes Ei und 2 gegrillte Tomaten
Vormittagssnack 3 Pflaumen und 1 EL Kürbiskerne; 1 Tasse Brennessel- oder Löwenzahntee
Mittags Mangoputzer (**Seite 64**); 1 großer gemischter Salat: Je 1 große Handvoll Blattspinat und Brunnenkresse mit einigen Cherrytomaten und buntem Gemüse wie Paprika, Rettich und Sellerie mischen. Mit 2 gegrillten frischen Sardinen oder 100 g Dosensardinen im eigenen Saft servieren.

Nachmittagssnack Sellerie-, Gurken- und Möhrensticks, 1 Tasse grüner Tee
Früher Abend Zitronen-Frischekick (**Seite 74**)
Abends Gemüse-Bohnen-Eintopf: ½ rote Zwiebel und 1 Knoblauchzehe in etwas Olivenöl in einer Pfanne weich braten. ¼ rote Paprikaschote, 1 Zucchini und ½ Lauchstange in Scheiben schneiden und mit 200 g gehackten Dosentomaten, 200 g Kichererbsen oder Kidneybohnen aus der Dose und 200 ml Gemüsebrühe mischen. Aufkochen, Hitze reduzieren und zugedeckt 10 Minuten köcheln lassen, bis das Gemüse weich ist. Kurz vor dem Servieren 1 Handvoll Blattspinat zugeben. 1 Handvoll rote Trauben, 1 Tasse Zitronenmelissentee

Tag vier

Nach dem Aufwachen 1 Tasse heißes Wasser mit dem Saft von ½ Zitrone
Frühstück Pflaumenshake (**Seite 56**)
Vormittagssnack 1 Tasse Misosuppe und 2 EL gemischte Samen
Mittags Heiße Früchtchen (**Seite 65**); 2 Rühreier mit 1 Handvoll Babyspinatblättern und 2 in Scheiben geschnittenen Champignons; 1 Tasse grüner Tee

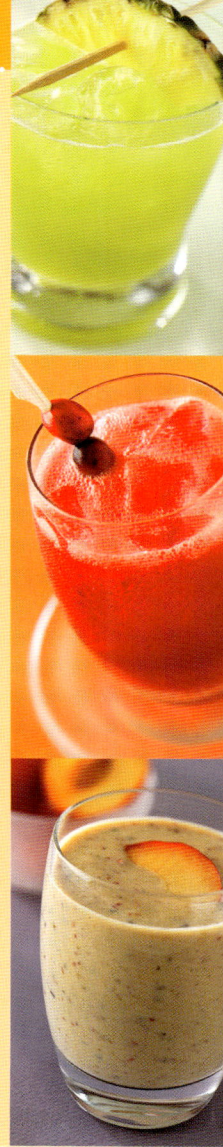

Der Saftwochen-Plan: Tag 5-7

Nachmittagsnack 1 Birne und 1 Handvoll Mandeln; 1 Tasse heißes Wasser mit dem Saft von ½ Zitrone

Früher Abend Minzegrün **(Seite 75)**

Abends Gedämpftes Asia-Hähnchen: 1 Hähnchenbrust ohne Haut mit 1 Spritzer Sojasauce, ½ TL geriebenem Ingwer, 1 durchgedrückten Knoblauchzehe, 1 Prise roter Chiliflocken, 2 gehackten Frühlingszwiebeln und 2 Tropfen Sesamöl 30 Minuten dämpfen, bis sie gar ist. Mit 1 Handvoll Brunnenkresse und 200 g gegartem Gemüse servieren; 1 Tasse Kamillentee

Tag fünf

Nach dem Aufwachen 1 Tasse heißes Wasser mit dem Saft von ½ Zitrone

Frühstück Morgenfreude **(Seite 58)**; 125 ml fettarmer Naturjoghurt mit 2 EL gemischten Samen

Vormittagssnack 4 Cherrytomaten und 1 Handvoll Walnüsse

Mittags Limabohnen-Gemüse-Suppe: ½ Zwiebel, 1 Lauchstange, ½ Fenchelknolle, 1 Selleriestange und 1 Knoblauchzehe hacken und mit etwas Olivenöl in einem Topf 4–5 Minuten anbraten. 300 ml Gemüsebrühe zugeben, aufkochen, Hitze reduzieren und zugedeckt 15 Minuten garen. 200 g Limabohnen aus der Dose abgießen, zugeben, erhitzen und sämig pürieren. Abschmecken. 1 Nektarine, 1 Tasse heißes Wasser mit Zitronensaft

Nachmittagssnack Gurkenputzer **(Seite 67)**; 1 Handvoll Oliven

Früher Abend Stresslöser **(Seite 77)**

Abends Tomaten-Pilz-Omelette: 2 Eier verquirlen und 1 gehackte Tomate sowie 2 in Scheiben geschnittene Champignons unterrühren. Bei starker Hitze braten, bis die Oberfläche noch leicht flüssig ist. Umdrehen und 1–2 Minuten braten. Mit grünem Salat mit einem Dressing aus dem Saft von ½ Zitrone, Olivenöl und schwarzem Pfeffer servieren. 1 Tasse grüner Tee

Tag sechs

Nach dem Aufwachen 1 Tasse heißes Wasser mit dem Saft von ½ Zitrone

Frühstück Möhrenkick **(Seite 58)**; 1 Schale Beeren mit 2 EL gehackten Nüssen.

Vormittagssnack 1 Apfel und 1 Handvoll Kürbiskerne; 1 Tasse Zitronen-Ingwer-Tee

Mittags Süßer Fenchel **(Seite 68)**; Kichererbsen-Artischocken-Salat: 1 Handvoll Blattspinat und Brunnenkresse mit 1 Handvoll entsteinten Oliven mischen. ½ rote Zwiebel in Ringe schneiden, 150 g Kichererbsen aus der Dose abgießen, 4 marinierte Artischocken und ½ rote Paprikaschote hacken, damit mischen. Mit dem Saft von ½ Zitrone und 1 EL Olivenöl marinieren.

Nachmittagssnack 2 zuckerfreie Haferkekse mit Nussmus bestrichen

Früher Abend Himbeermix **(Seite 78)**

Abends Gebackene Forelle: Ofen auf 180 °C vorheizen. ½ geviertelte rote Paprikaschote, 125 g gewürfelten Butternusskürbis und ½ grob gehackte rote Zwiebel 15 Minuten in Olivenöl braten. 1 große Handvoll Zuckerschoten unterrühren. Darauf 1 Forellenfilet ohne Gräten und etwas Olivenöl geben, 10 Minuten backen, abschmecken und mit Salat servieren. 1 Tasse Pfefferminztee

Tag sieben

Nach dem Aufwachen 1 Tasse heißes Wasser mit dem Saft von ½ Zitrone

Frühstück Chlorophyll-Wunder **(Seite 60)**; Müsli aus je 1 EL Hirseflocken und Quinoa, 2 EL Buchweizenflocken, 2 EL gemischten Samen, 1 EL gehackten Nüssen und 1 Handvoll Rosinen. Mit Sojamilch oder Naturjoghurt servieren.

Vormittagssnack 1 Bund rote Trauben und 1 Handvoll Pekannüsse

Mittags Kirsch-Küsschen **(Seite 71)**; Linsensuppe mit Curry (siehe Tag 2); 1 Handvoll Walnüsse

Nachmittagssnack 3 EL Hummus und 1 Handvoll Möhrensticks

Früher Abend Chili-Tomate **(Seite 79)**

Abends 2 Rühreier mit 1 Scheibe Räucherlachs; gemischter Salat: 1 Handvoll grüner Salat (Brunnenkresse, Rucola, Feldsalat und Babyspinat), 1 geraspelte Möhre und 2 EL Alfalfasprossen mischen. 1 kleine gekochte Rote Bete hacken, mit je ½ gehackten roten Paprikaschote und Avocado mischen. Mit dem Saft von ½ Zitrone und 1 EL Leinsamen- oder Olivenöl marinieren. 1 Tasse Zitronen-Ingwer-Tee

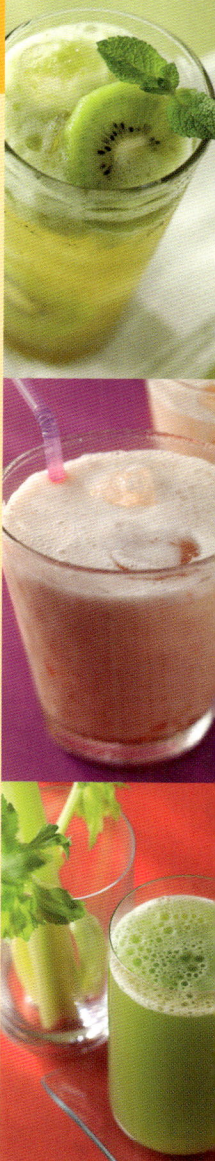

Grüner Turbo >

Diese Kombination aus süßen und pikanten Säften ist ein fantastisches Stärkungsmittel für Leber und Verdauungssystem, das zudem die Zufuhr an grünem Gemüse erhöht. Das Bromelin aus der Ananas fördert Ihre Verdauung, während der Brokkoli die Leber stimuliert und zur Entgiftung beiträgt.

250 g Ananas, geschält, plus einige Scheiben zum Garnieren • 4 Brokkoliköpfchen • 2 Selleriestangen • 1 TL Spirulina- oder Weizengraspulver • Eiswürfel zum Servieren

Ananas, Brokkoli und Sellerie entsaften, dann das Spirulina- oder Weizengraspulver einrühren. Auf Eiswürfeln servieren und mit den Ananasscheiben dekorieren.

GESUNDHEITLICHER NUTZEN

*Brokkoli hat einen hohen Gehalt an **Vitamin C** sowie an anderen **Antioxidantien**. Außerdem enthält er **Glucosinolate**, das sind schwefelhaltige Verbindungen, die bei der **Entgiftung wertvolle Arbeit leisten**. Dazu gehören Sulforaphan und Indol-3-Carbinol, die **krebshemmend, ganz besonders gegen Brustkrebs**, wirken können. Dazu besitzt Brokkoli viele **lösliche Ballaststoffe, die die Darmgesundheit fördern**.*

Nährwerte pro Portion: Kalorien 121 kcal • Protein 3,1 g • Kohlenhydrate 26,6 g [darunter 25,6 g Zucker] • Fett 1 g

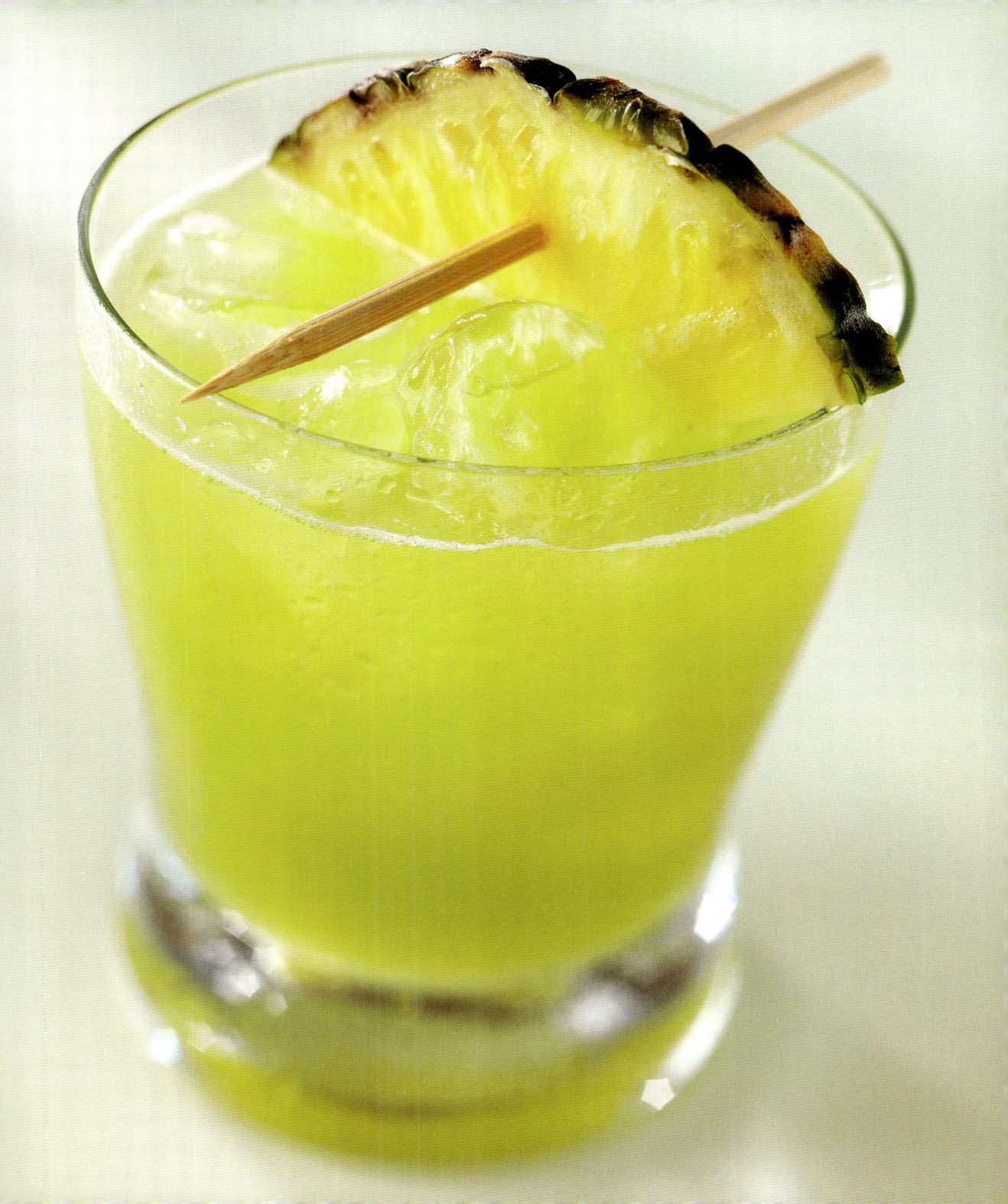

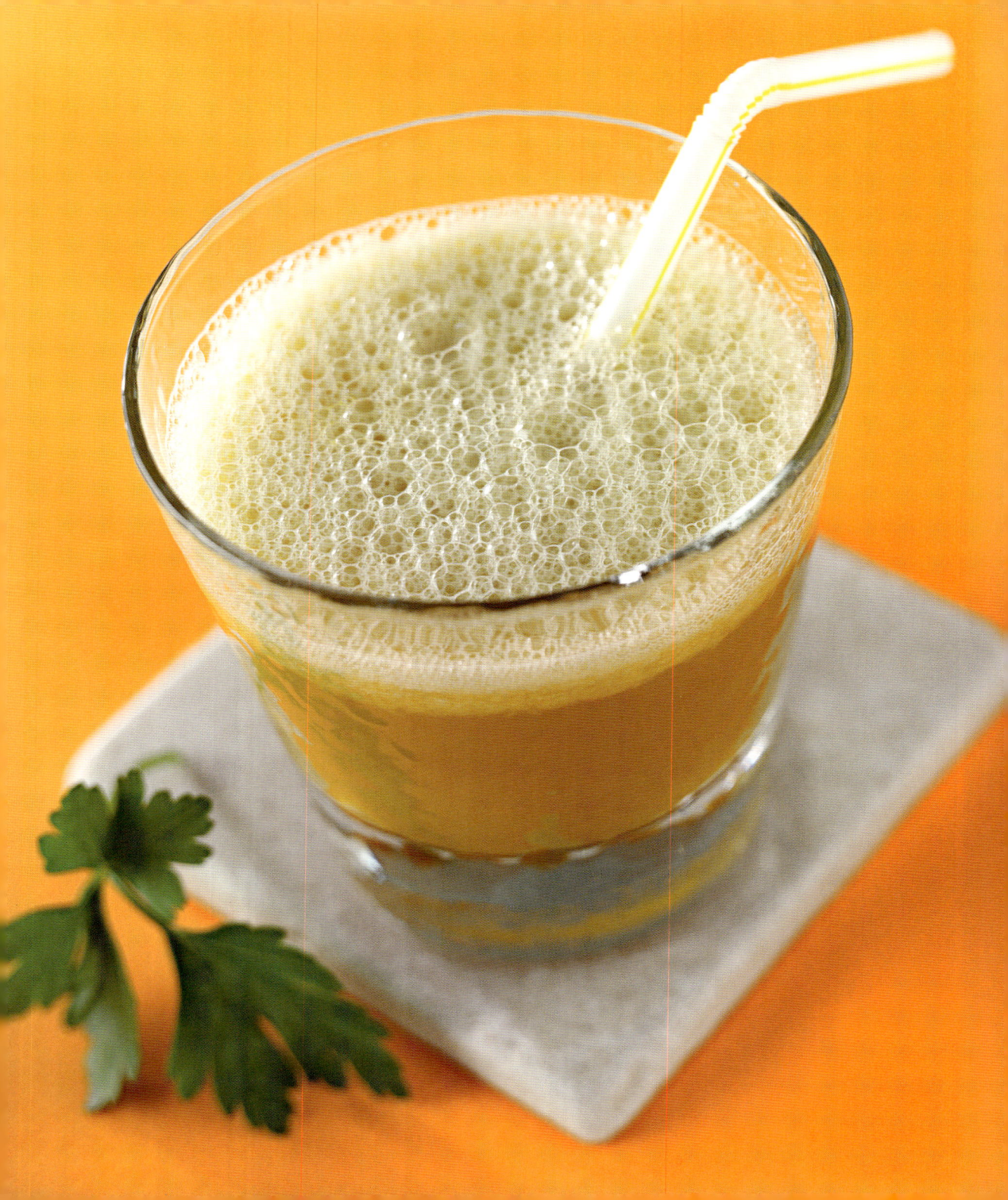

< Frühstücks-Frischekick

Starten Sie frisch in den Tag! Fügen Sie diesem energetisierenden Drink einen Löffel Proteinpulver zu, damit Ihr Blutzucker in der Balance bleibt und Ihre Leber Nahrung bekommt. Petersilie wirkt diuretisch und baut dadurch Wassereinlagerungen ab, während Melone hydratisiert und reinigt – ideal für eine Diät zur Gewichtsabnahme.

150 g Cantaloupe-Melone, geschält • 1 kleine Zitrone, geschält • 1 Handvoll glatte Petersilie • ½ Mango, geschält, entkernt und gehackt • 25 g Vanille-Weizenprotein-pulver • 1 TL gemahlener Leinsamen

Melone, Zitrone und Petersilie zusammen entsaften. Den Saft in den Mixer füllen und mit den übrigen Zutaten sämig mischen.

GESUNDHEITLICHER NUTZEN
*Die orangefleischige Cantaloupe-Melone liefert eine Menge **Beta-Carotin und Vitamin C**, die das **Immunsystem unterstützen**, während ihr **hoher Kaliumgehalt** den **Blutdruck niedrig hält** und **Wassereinlagerungen abbaut**.*

Nährwerte pro Portion: *Kalorien 197 kcal • Protein 23 g • Kohlenhydrate 21,1 g [darunter 17,1 g Zucker] • Fett 3,1 g*

Leberhelfer

Da der Abbau von Giften und Stoffwechselprodukten eine Basis für den Erfolg einer Diät ist, ist die Unterstützung der Leberfunktion so wichtig. Dieser grüne Drink steckt voller Nährstoffe, die die Arbeit der Leber fördern, und Enzyme, die den Fettabbau beschleunigen.

4 grüne Spargelstangen • 2 Brokkoliköpfchen • 150 g Ananas, geschält • ½ Salatgurke • einige Tropfen Mariensisteltinktur

Alle Zutaten entsaften und gut verrühren.

GESUNDHEITLICHER NUTZEN
*Spargel enthält **Asparaginsäure** und **viel Kalium**, die beide die **Entwässerung fördern** und **Leber und Nieren gesund erhalten**. Daneben bietet er organische Verbindungen, die **Glusosinolate**, die **entgiftend** wirken.*

Nährwerte pro Portion: *Kalorien 91 kcal • Protein 3,5 g • Kohlenhydrate 18,3 g [darunter 17,2 g Zucker] • Fett 0,8 g*

Pflaumen-Shake >

Dieser Smoothie ist ein idealer Vormittagssnack. Er ist sowohl verdauungsfördernd als auch reinigend, dabei ist er proteinreich, was Ihr Energieniveau stabilisiert. Die Kombination aus nützlichen Bakterien (aus dem Sojajoghurt), Ballaststoffen und Antioxidantien versorgt Ihren Darm optimal.

3 rote Pflaumen, halbiert und entsteint, plus einige Pflaumenspalten zum Garnieren • 2 Backpflaumen, entsteint • 5 EL Sojajoghurt • 125 ml Sojamilch • 1 TL Leinsamenöl • 1 TL gemahlener Leinsamen

Alle Zutaten in einem Mixer sämig mischen. Mit Pflaumenspalten garniert servieren.

GESUNDHEITLICHER NUTZEN
*Frische und getrocknete Pflaumen (Backpflaumen) enthalten viele **Phytonährstoffe, die das Immunsystem fördern**. Sie haben einen hohen **Ballaststoffgehalt**, dadurch wirken sie **mild abführend** und darmunterstützend. Wie andere Trockenfrüchte auch liefern sie **viel Energie** und ihr **Kaliumgehalt** sorgt für einen **ausgeglichenen Wasserhaushalt**.*

Nährwerte pro Portion: *Kalorien 201 kcal • Protein 10,5 g • Kohlenhydrate 26,4 g [darunter 22,2 g Zucker] • Fett 7,2 g*

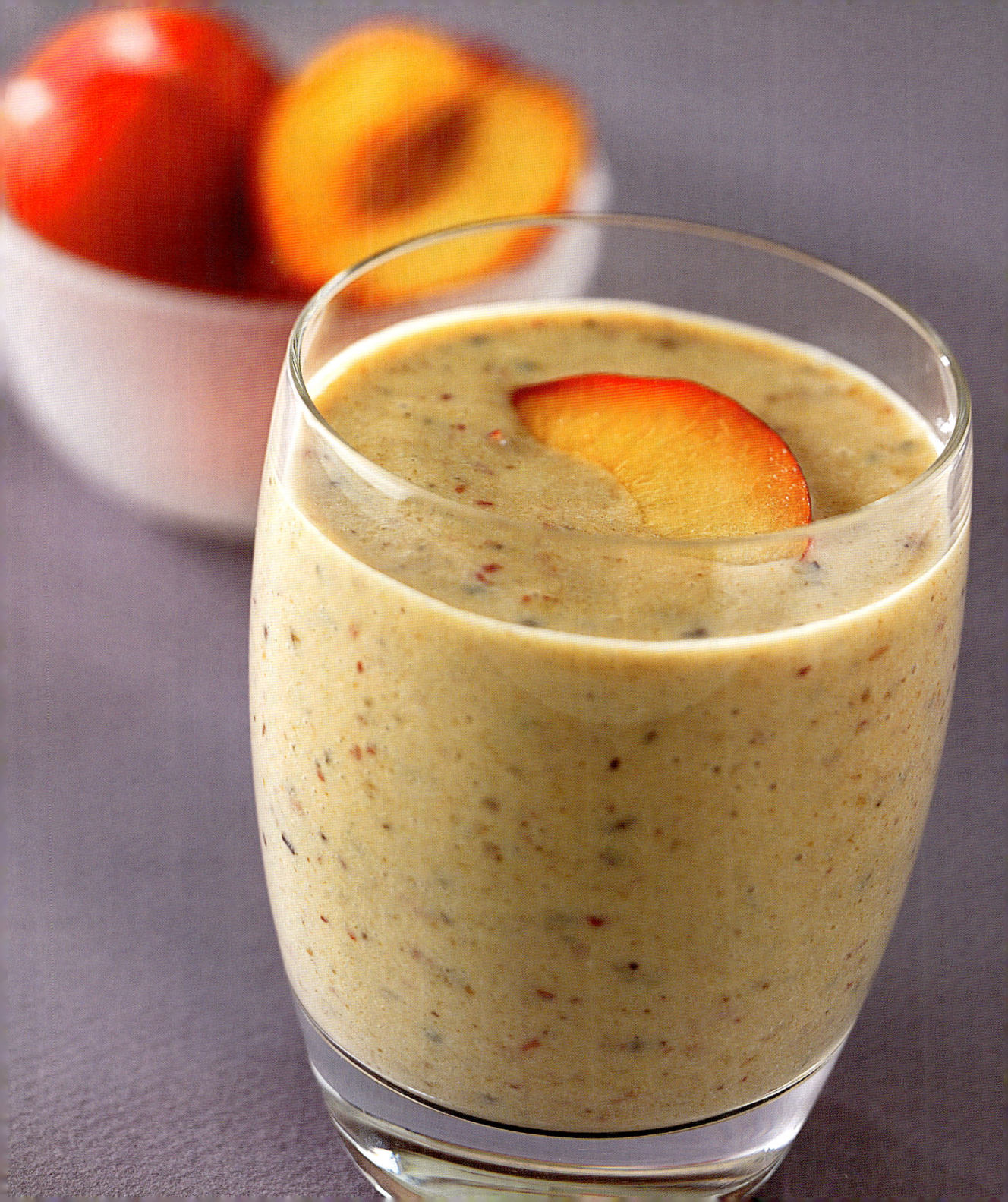

Morgenfreude

Ein süßer Drink, der mit seinem hohen Proteingehalt den ganzen Morgen über Ihren Blutzuckerspiegel auf einem Niveau hält. Zum schnellen Energiekick am Morgen tragen süße Früchte bei. Und der Zimt sorgt zusätzlich für den stabilen Blutzuckerspiegel, was Heißhungerattacken vermindert und die Gewichtsabnahme ankurbelt.

2 Aprikosen, entsteint • 2 Orangen, geschält • 1 Zitrone, geschält • 60 g Seidentofu • Eiswürfel zum Servieren (nach Belieben) • ½ TL Zimt zum Servieren

Alle Früchte entsaften, dann den Saft in den Mixer geben und mit dem Tofu sämig mischen. Nach Belieben auf Eiswürfeln servieren und mit dem Zimt bestreuen.

GESUNDHEITLICHER NUTZEN
*Mit ihrem hohen Gehalt an **Vitamin C und Beta-Carotin** können Aprikosen **vor Augenproblemen und Krebs** schützen und freie Radikale neutralisieren. Sie enthalten viele **lösliche Ballaststoffe**, können damit den **Cholesterinspiegel senken** und **entgiftend wirken**.*

Nährwerte pro Portion: *Kalorien 166 kcal • Protein 8,8 g • Kohlenhydrate 27,9 g [darunter 26,3 g Zucker] • Fett 3,1 g*

Möhrenkick >

Dieser Low-Carb-Drink, der Ihnen einen schnellen Energiekick zwischen den Mahlzeiten gibt, ist cremig und sättigend. Mandeln und Sojamilch tragen mit viel Protein, Mineralstoffen und ungesättigten Fettsäuren dazu bei, dass Ihr Körper bestens versorgt wird.

2 Möhren • 3 Aprikosen, entsteint • 1 Orange • 1 TL gemahlene Mandeln • 125 ml Sojamilch • Mandelblättchen zum Servieren

Möhren, Aprikosen und Orange entsaften. Saft in den Mixer füllen und mit gemahlenen Mandeln und Sojamilch cremig mischen. Mit Mandelblättchen garniert servieren.

GESUNDHEITLICHER NUTZEN
*Mandeln sind vollgepackt mit **Protein und Ballaststoffen**, die den **Blutzucker stabil halten** und die **Ausscheidung von Stoffwechselprodukten fördern**. Sie gelten ebenfalls als **gute Vitamin-E-Quelle** (gut für die Haut) und enthalten **fitmachende B-Vitamine, Magnesium, Eisen und Zink**.*

Nährwerte pro Portion: *Kalorien 173 kcal • Protein 6,9 g • Kohlenhydrate 26,1 g [darunter 24 g Zucker] • Fett 5,3 g*

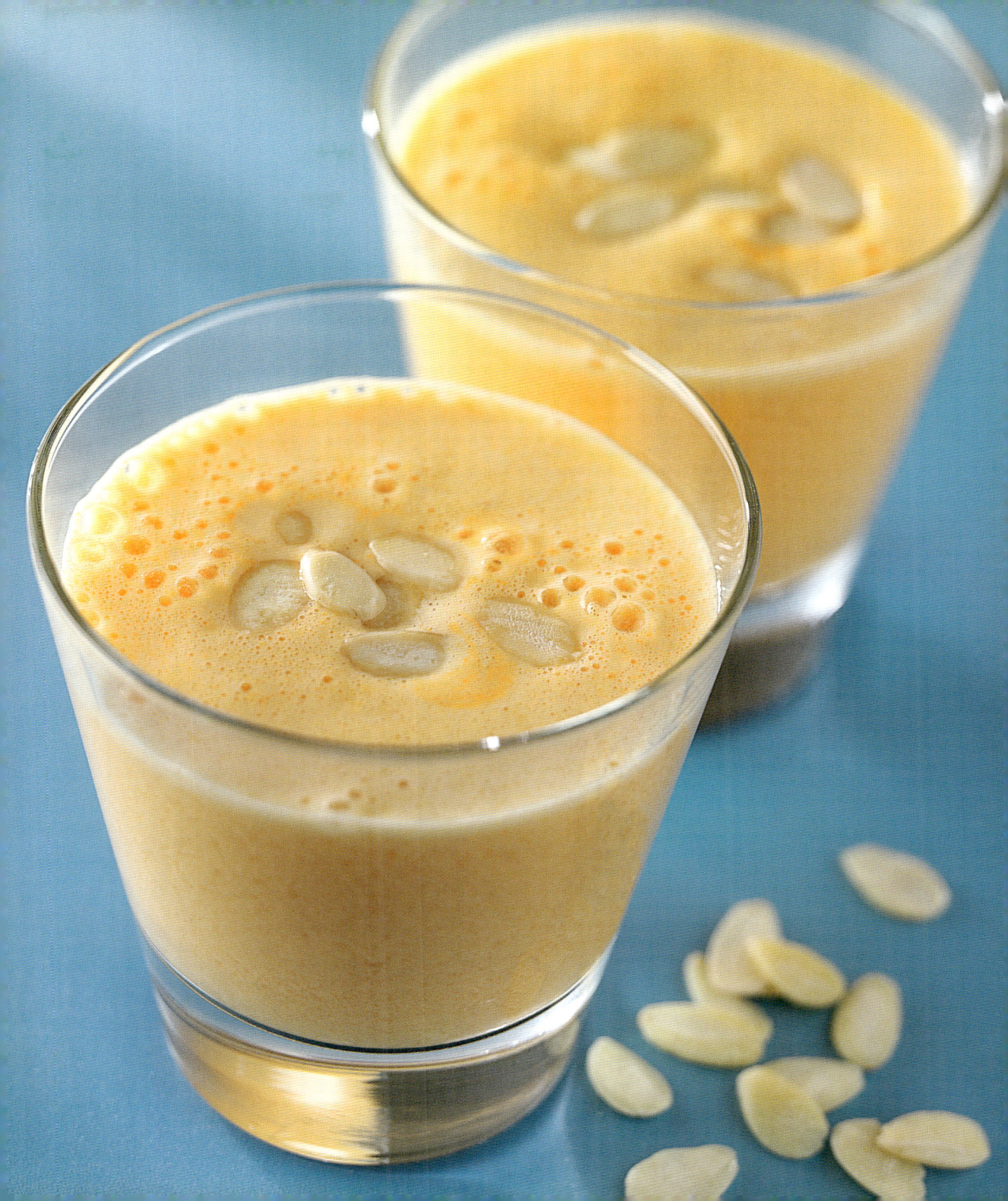

Chlorophyll-Wunder

Diese nährstoffreiche Mischung grüner Gemüse liefert viel Chlorophyll und Protein, die Ihren Körper kräftigen. Sie hat nur wenig Kalorien, aber einen hohen Gehalt an Elektrolyten – also an ionisierten Salzmolekülen, die die elektrischen Impulse für die Informationsübermittlung zwischen den Zellen liefern. Ein wunderbar belebender Drink, der Gifte ausschwemmen kann und Wassereinlagerungen reduziert.

1 Selleriestange • 1 Handvoll Blattspinat • 1 Handvoll Grünkohlblätter • 1 Handvoll Sprossen wie Alfalfa • 2 Äpfel • ½ Salatgurke

Alle Früchte und Gemüse zusammen entsaften.

GESUNDHEITLICHER NUTZEN
*Der stark basische Sellerie ist ein **wirksam entgiftendes Lebensmittel**, das das **Verdauungssystem beruhigt**. Als **Diuretikum** bekannt, **schützt** das ausgewogene Natrium-Kalium-Verhältnis des Selleries **vor der Einlagerung von Wasser** und sorgt für einen **niedrigen Blutdruck**. Auch sein **Vitamin B- und C-Gehalt** sind nennenswert.*

Nährwerte pro Portion: *Kalorien 113 kcal • Protein 5,7 g • Kohlenhydrate 19,8 g [darunter 18,4 g Zucker] • Fett 1,6 g*

Gazpacho-Smoothie

Gazpacho, die eiskalt servierte Suppe auf Tomatenbasis, ist ein spanischer Klassiker. Hier wird aus der Suppe ein cremiger Saft, der eine komplette Mahlzeit aus dem Glas ergibt. Weil er so nahrhaft ist, ist er bestens geeignet, den Hunger in Schach zu halten. Zudem ist er ein wunderbarer Muntermacher, wenn sich Ihr Energieniveau in einem Tief befindet.

1 rote Paprikaschote, halbiert, Samen und Scheidewände entfernt • 1 Möhre • ¼ rote Zwiebel • 1 Knoblauchzehe • 2 Tomaten • Eiswürfel zum Servieren

Alle Zutaten bis auf die Eiswürfel zusammen entsaften, über die Eiswürfel gießen und servieren.

GESUNDHEITLICHER NUTZEN
*Zwiebeln enthalten viel **Schwefel**, der die **Leberfunktion** unterstützt und Gifte ausschwemmt, außerdem Allicin und andere **wirksame natürliche Antibiotika**, die **Infektionen bekämpfen** (darunter auch Parasiten, die die Darmgesundheit gefährden). Rote Zwiebeln besitzen besonders viel **Quercetin**, das eine **entzündungshemmende und vorbeugende Wirkung** hat.*

Nährwerte pro Portion: *Kalorien 91 kcal • Protein 2,9 g • Kohlenhydrate 18,3 g [darunter 17,1 g Zucker] • Fett 1,2 g*

Petersilienfreund >

Wenn Sie sich leicht aufgeschwemmt fühlen, ein bisschen zu viel geschlemmt haben oder das Bedürfnis nach einem „inneren Frühjahrsputz" haben, probieren Sie es mit grüner Magie: Petersilie ist ein effektives Diuretikum, das den Wasserhaushalt reguliert, während Äpfel eine reinigende Funktion haben – gemeinsam bilden sie ein hervorragendes Entgiftungsduo. Der Babyspinat liefert dazu den Energieschub.

1 große Handvoll glatte Petersilie • 150 g Babyspinatblätter • ½ Salatgurke • 2 Äpfel • Eiswürfel zum Servieren

Alle Zutaten bis auf die Eiswürfel entsaften, über die Eiswürfel gießen und servieren.

GESUNDHEITLICHER NUTZEN
*Spinat steckt voller **Eisen, Vitamin C und Folsäure** für **gesunde Blutkörperchen** und ist damit ein wunderbarer **Muntermacher**. Chlorophyll ist, zusammen mit den Ballaststoffen in dem Saft, ein guter **Reiniger und Entgifter**.*

Nährwerte pro Portion: *Kalorien 117 kcal • Protein 5,9 g • Kohlenhydrate 20,6 g [darunter 19,3 g Zucker] • Fett 1,5 g*

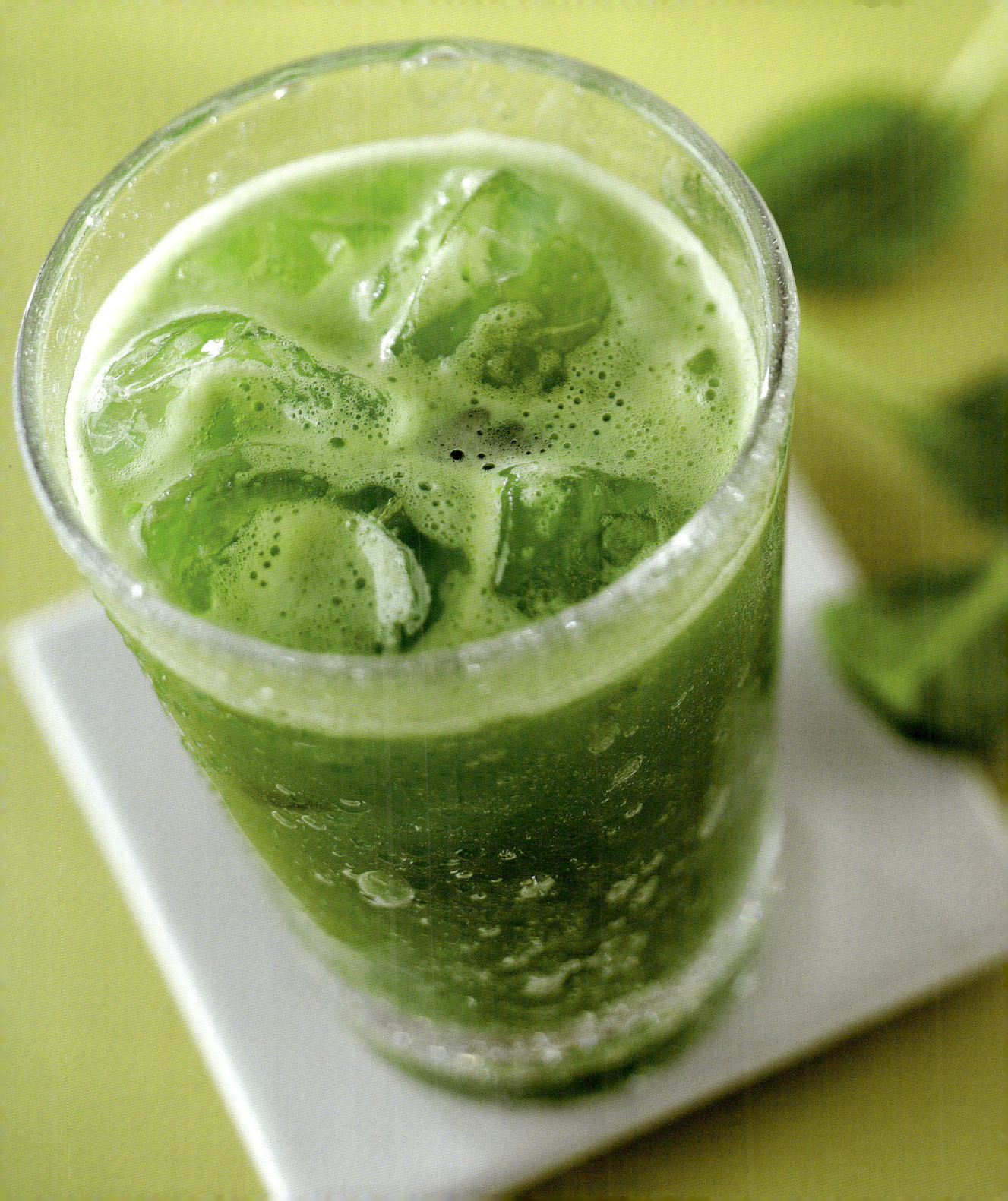

Mangoputzer

Dieser nahrhafte und reinigende Smoothie ist süß und gleichzeitig erfrischend. Mango hat eine Menge entgiftender Eigenschaften, die gut zu Ihrem Diätplan passen. Mit einem kleinen Löffel voll Leinsamen stabilisieren Sie Ihren Blutzuckerspiegel und erhöhen Ihre Ballaststoffzufuhr, was die Entgiftung des Körpers beschleunigt.

1 Apfel • ½ Salatgurke • 2 Selleriestangen • ½ Mango, geschält, entsteint und gehackt • ½ TL gemahlener Leinsamen

Apfel, Salatgurke und Sellerie entsaften. Den Saft in einen Mixer geben und mit Mango und Leinsamen sämig pürieren.

GESUNDHEITLICHER NUTZEN
*Mangos besitzen **lösliche Ballaststoffe**, die den **Cholesterinspiegel senken**, sowie **unlösliche Ballaststoffe**, die die **Ausscheidung unterstützen**. Voller Antioxidantien wie **Vitamin A, C und E**, schützen sie vor oxidativen Schäden und **unterstützen die Leber** bei ihrer **Neutralisations-** und **Entgiftungsarbeit**.*

Nährwerte pro Portion: *Kalorien 109 kcal • Protein 2,7 g • Kohlenhydrate 22,2 g [darunter 19,9 g Zucker] • Fett 1,7 g*

Heiße Früchtchen

Dieser wärmende Saft ist ein hervorragender Wachmacher. Das Untermischen der Beeren fügt dem Saft eine Extraportion Ballaststoffe zu, die den Darm gesund halten, sowie eine Menge krankheitsvorbeugender Antioxidantien. Probieren Sie diesen Drink auch in der kalten Jahreszeit als Alternative zu Glühwein!

200 g kernlose blaue Trauben • 2 rote Pflaumen • 1 cm Ingwer, geschält • ½ TL Manuka-Honig oder Agavendicksaft • 40 g gemischte Beeren • ¼ TL Zimt • 1 Sternanis • 2 Gewürznelken • ½ Zimtstange, plus 1 Zimtstange zum Servieren

Trauben, Pflaumen und Ingwer entsaften. Den Saft mit Honig, Beeren und gemahlenem Zimt in einen Mixer geben und sämig pürieren. Dann zusammen mit den ganzen Gewürzen in einem Topf vorsichtig erhitzen, aber nicht aufkochen. Durch ein Sieb abgießen und mit einer Zimtstange zum Umrühren servieren.

GESUNDHEITLICHER NUTZEN
*Mit ihrem hohen Wassergehalt können Trauben **Verstopfungen entgegenwirken** und **den Darm entgiften**. Blaue und rote Trauben besitzen **entzündungshemmende Flavonoide**, die **vor Herzkrankheiten und Krebs schützen** können.*

Nährwerte pro Portion: *Kalorien 165 kcal • Protein 1,5 g • Kohlenhydrate 41,8 g [darunter 39,8 g Zucker] • Fett 0,4 g*

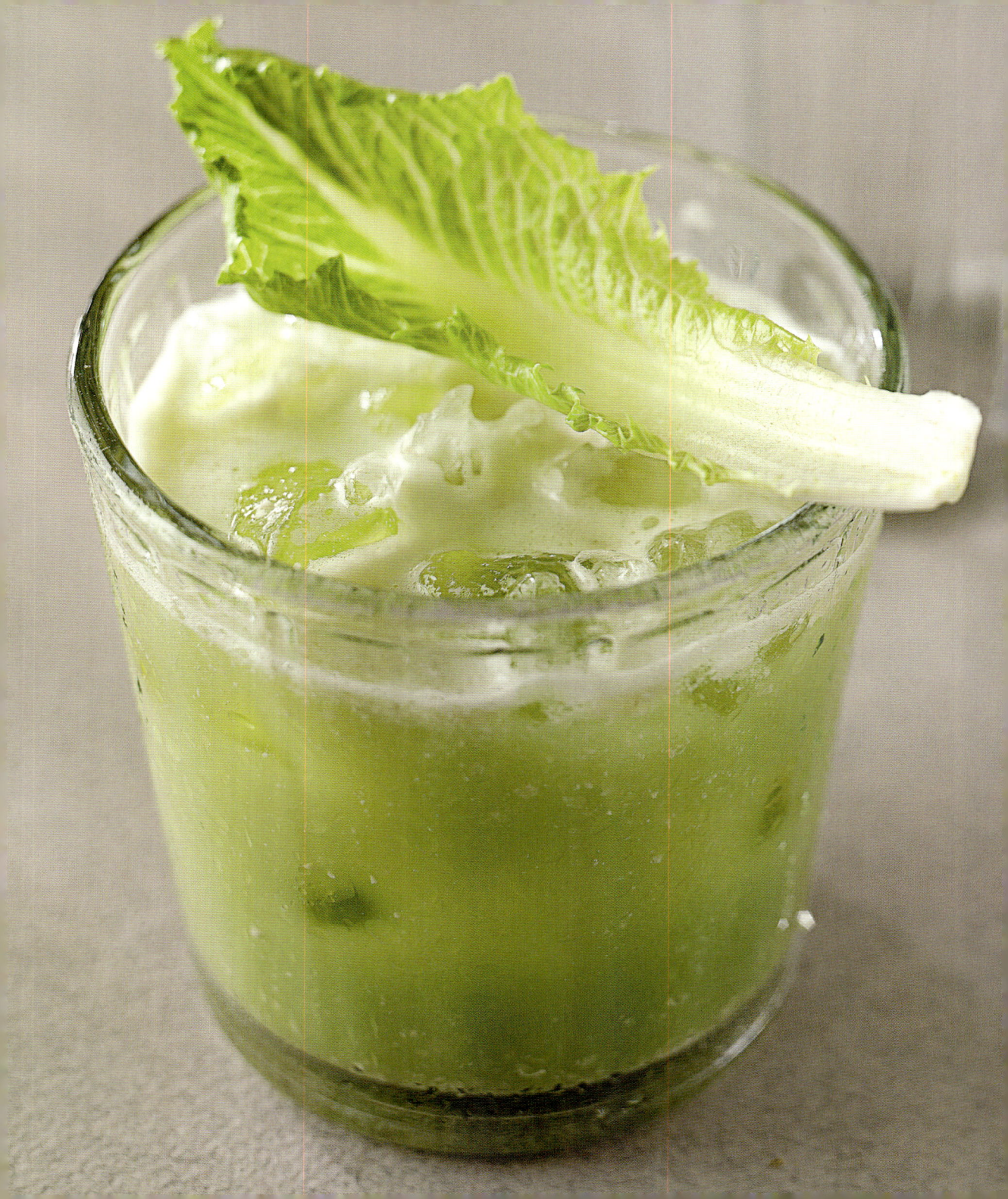

< Gurkenputzer

Gurken bestehen zum größten Teil aus Wasser und haben nur wenig Kalorien, damit sind sie der Star als Zutat in schlankmachenden Säften. In diesem Saft steuert Grapefruit Süße und Zitronensäure bei, die ein toller Verdauungshelfer ist. Ein Löffel voll Sonnenblumenkerne erhöht den Gehalt an stoffwechselunterstützenden Proteinen und essenziellen Fettsäuren.

1 Grapefruit, geschält • 1 Salatgurke • 2 Selleriestangen • 3 Salatblätter, plus einige Blätter zum Garnieren • 2 TL Sonnenblumenkerne • Eiswürfel zum Servieren

Früchte und Gemüse entsaften. Saft und Sonnenblumenkerne in den Mixer geben und sämig mischen. Auf den Eiswürfeln servieren und mit einem Salatblatt dekorieren.

GESUNDHEITLICHER NUTZEN
*Gurken enthalten **Schwefel und Silizium** – Mineralstoffe, die **Leber- und Nierenfunktion fördern** und damit die Ausscheidung von Stoffwechselprodukten und Wasser begünstigen. Auch ihr hoher **Kaliumgehalt** trägt zu einem **geregelten Wasserhaushalt** bei.*

Nährwerte pro Portion: Kalorien 136 kcal • Protein 5,4 g • Kohlenhydrate 17,1 g [darunter 15 g Zucker] • Fett 5,3 g

Süßer Fenchel >

Dieser Saft hat ein ausgeprägtes süßes Anisaroma. Mit seinem hohen Flavono-idgehalt ergänzt er Ihr Diätprogramm perfekt, denn Flavonoide können besonders Bauchfett abbauen, indem sie die Stoffwechselbalance verbessern.

1 Fenchelknolle • 2 Selleriestangen • 2 Äpfel • 1 Handvoll glatte Petersilie • 1 TL Flohsamenhülsen

Gemüse, Früchte und Kräuter entsaften. Saft in den Mixer geben und mit den Flohsamenhülsen pürieren.

GESUNDHEITLICHER NUTZEN

*Fenchel ist als gute **Verdauungshilfe** bekannt, denn er enthält viel **Kalium und Ballaststoffe**, die die Ausscheidung verbessern und **Wassereinlagerungen reduzieren**. Durch die Stimulation der Gallenblase und die Förderung des Gallenflüssigkeitsflusses wird die **Fettverdauung verbessert**. Der Saft enthält **schützende antioxidativ wirksame** Flavonoide, Quercetin und Rutin sowie **leberunterstützende Glucosinolate** (aus der Petersilie).*

Nährwerte pro Portion: *Kalorien 93 kcal • Protein 2,8 g • Kohlenhydrate 20,1 g [darunter 19,6 g Zucker] • Fett 0,7 g*

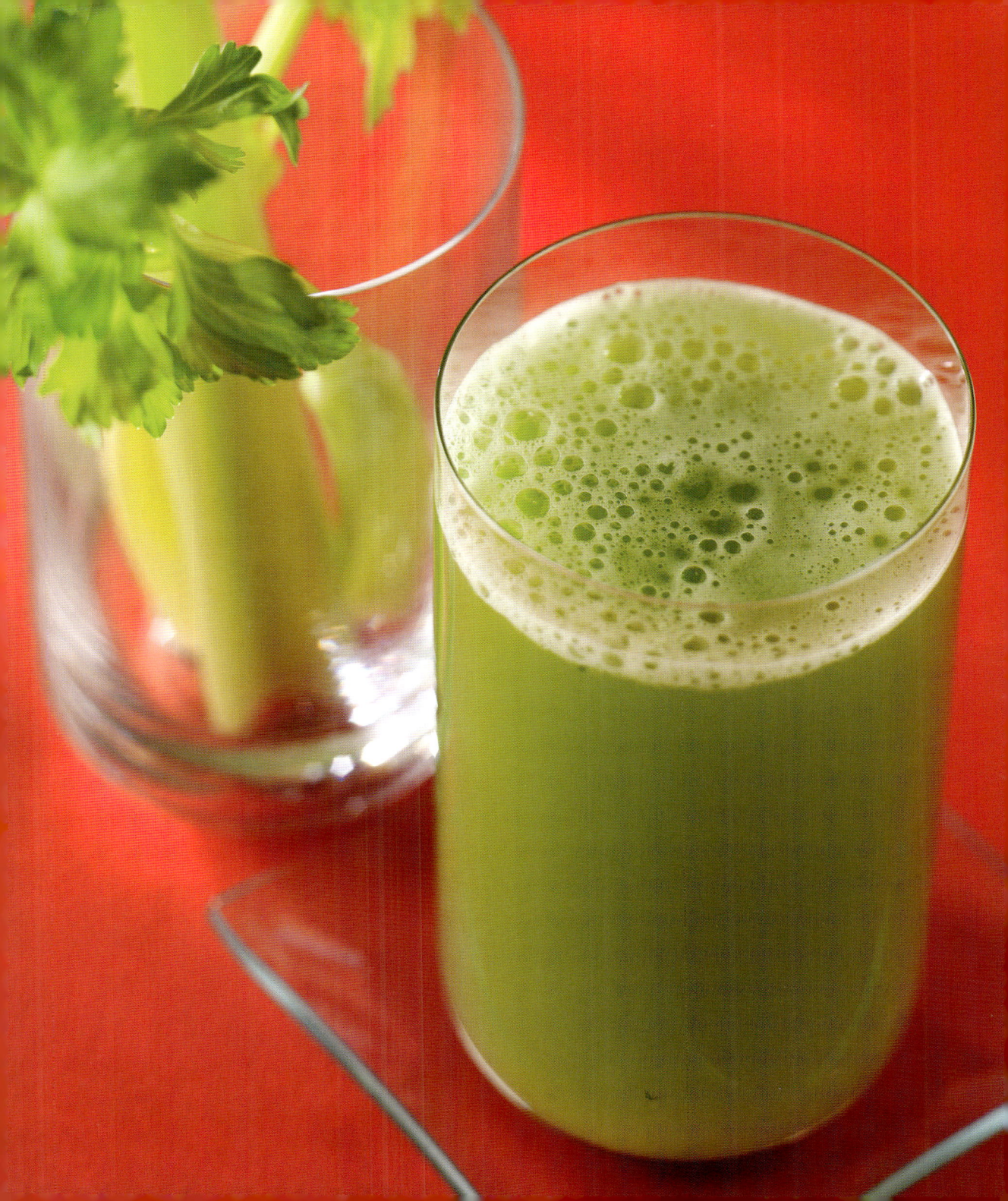

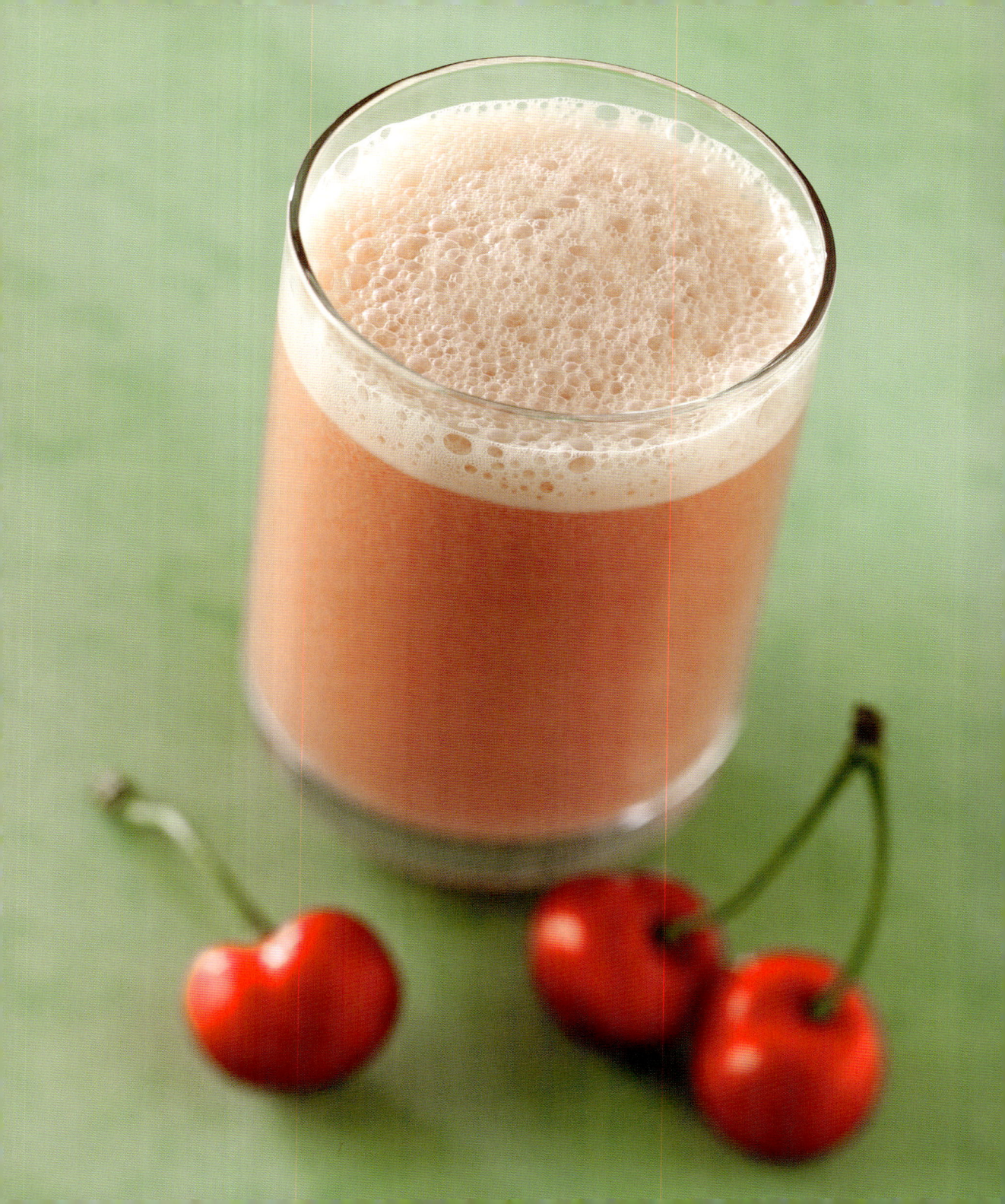

< Kirsch-Küsschen

Dieser Saft beschleunigt die Ausscheidung von Stoffwechselprodukten. Kirschen besitzen viel Kalium und wenig Natrium, sodass der Flüssigkeitshaushalt optimal eingestellt wird, während der Sellerie ein effektives Diuretikum ist, das die Ausschwemmung von Abbauprodukten beschleunigt und Wassereinlagerungen verhindert. Naturjoghurt schließlich trägt mit seinem hohen Proteingehalt zur Fettverbrennung bei, ohne dass die Muskulatur angegriffen wird, und verhilft Ihnen zu einer schlankeren Erscheinung.

115 g Kirschen, entsteint • 2 Äpfel • 1 Zitrone • 2 Selleriestangen • 4 TL fettarmer Naturjoghurt

Kirschen, Äpfel, Zitronen und Sellerie entsaften, dann den Saft in den Mixer geben und mit dem Joghurt sämig mischen.

GESUNDHEITLICHER NUTZEN
*Naturjoghurt besitzt **nützliche Bakterien**, die dabei helfen, den **Säure-Basen-Haushalt im Körper im Gleichgewicht zu halten** und **Immunsystem und Verdauung verbessern**. Als eine gute **Tryptophanquelle** (dem Vorläufer des Wohlfühl-Hormons Serotinin) kann Naturjoghurt die **Stimmung heben** und Ihnen **Motivation** für die Saftwoche verleihen.*

Nährwerte pro Portion: *Kalorien 110 kcal • Protein 5 g • Kohlenhydrate 21,4 g [darunter 20,4 g Zucker] • Fett 1 g*

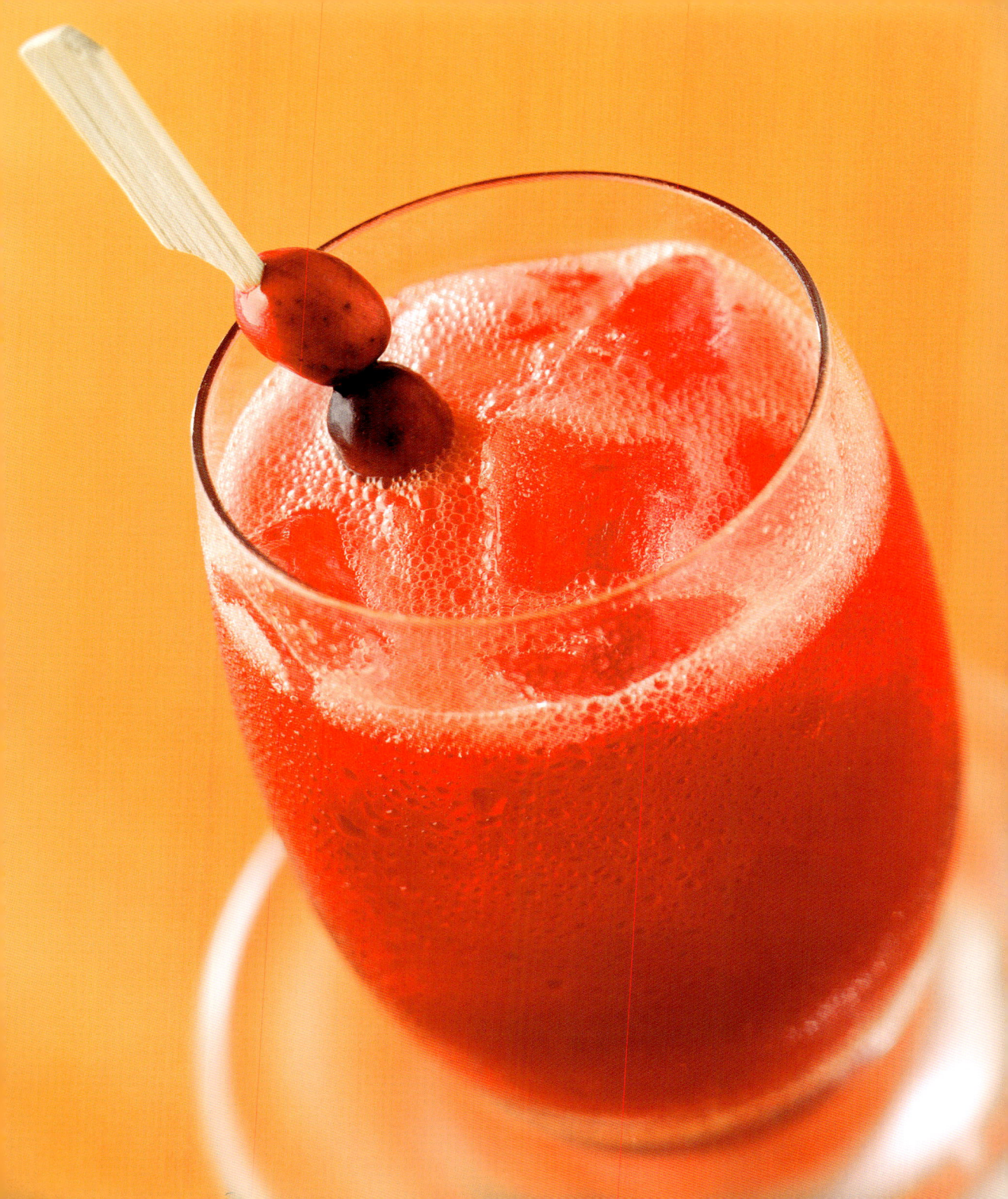

< Rubinmix

Süß und mit einer leicht herben Note steckt dieser rubinfarbene Saft voller schützender Antioxidantien und Vitamin C. Zusammen mit bakterienbekämpfenden Inhaltsstoffen wirkt der Drink beruhigend auf das Verdauungssystem. Servieren Sie ihn in der warmen Jahreszeit auf Eis und im Winter vorsichtig erhitzt und mit weihnachtlichen Gewürzen wie Zimt, Sternanis und Nelken verfeinert.

175 g frische oder TK-Cranberrys, plus einige Cranberrys zum Garnieren • 1 Orange, geschält • 250 g Erdbeeren • 1 TL Aloe-Vera-Saft • Eiswürfel zum Servieren

Alle Früchte entsaften, dann den Aloe-Vera-Saft unterrühren. Auf den Eiswürfeln servieren und mit 2–3 ganzen Cranberrys dekorieren.

GESUNDHEITLICHER NUTZEN
*Cranberrys sind **reich an Antioxidantien**, die die Gesundheit erhalten und **oxidativem Stress entgegenwirken können**. **Proanthocyanidine schützen besonders das Harnsystem** und verhindern, dass schädliche Pathogene wie Helicobacter pylori gastrointestinale Schäden verursachen.*

Nährwerte pro Portion: *Kalorien 138 kcal • Protein 4 g • Kohlenhydrate 31,1 g [darunter 30,6 g Zucker] • Fett 0,5 g*

Litschidrink

Herrlich nahrhaft und erfrischend enthält dieser Drink kalorienarmen Sellerie, der Wassereinlagerungen verhindert, und Litschis, die traditionell wegen ihrer hydratisierenden, diuretischen und verdauungsfördernden Qualitäten eingesetzt wird. Guave steuert einen hohen Vitamin-C-Gehalt bei sowie eine wunderbar cremige Konsistenz.

1 Guave • 2 Selleriestangen • 1 Birne • 10 Litschis, geschält und entsteint • Eiswürfel zum Servieren

Guave, Sellerie und Birne entsaften. In den Mixer füllen und mit den Litschis sämig pürieren. Über die Eiswürfel gießen und servieren.

GESUNDHEITLICHER NUTZEN
*Litschis liefern eine Menge **Vitamin C und schützende Antioxidantien**, darunter besonders Flavoinoide, die das **Immunsystem** und das **Kreislaufsystem stärken**.*

Nährwerte pro Portion: *Kalorien 129 kcal • Protein 2,4 g • Kohlenhydrate 30,6 g [darunter 30,3 g Zucker] • Fett 0,6 g*

Zitronen-Frischekick

Probieren Sie diesen Drink mit heißem Wasser, um Ihrem Start in den Tag Auftrieb zu geben, oder mit kohlensäurehaltigem Mineralwasser als Erfrischung an heißen Tagen. Als guter Verdauungshelfer steuert Ingwer eine scharf-würzige Note bei. Ein wirkungsvoller Drink bei Schnupfen und Magenbeschwerden!

3 Äpfel • 1 Zitrone, geschält • 2,5 cm Ingwer, geschält • kohlensäurehaltiges Mineralwasser oder heißes Wasser zum Servieren

Alle Zutaten entsaften, dann mit Wasser nach Belieben verdünnen.

GESUNDHEITLICHER NUTZEN
*Äpfel enthalten lösliche Ballaststoffe in Form von **Pektin**, die **Giftstoffe binden** und deren Ausscheidung unterstützen. Sie können auch das Wachstum **probiotischer Bakterien** im Darm fördern, den **Blutzuckerspiegel stabilisieren** und den **Cholesterinspiegel senken**. Frisch gepresste Äpfel enthalten **Äpfelsäure**, die für den **Energiewechsel** in den Zellen benötigt wird.*

Nährwerte pro Portion: *Kalorien 100 kcal • Protein 1 g • Kohlenhydrate 25 g [darunter 24,4 g Zucker] • Fett 0,2 g*

Minzegrün >

Minze, die in diesem Saft enthalten ist, reinigt und beruhigt den Verdauungstrakt und ist damit eine wunderbare Verdauungshilfe, die gegen Übersäuerung wirkt und die Darmfunktion verbessert. Zitrone und Apfel sind ebenfalls als reinigende Früchte bekannt, die die Ausscheidung von Stoffwechselprodukten und den Fettabbau fördern. Und die Kiwi macht mit ihrem hohen Zuckeranteil aus diesem Drink einen tollen Muntermacher.

2 Kiwis, geschält • 1 Apfel • ½ Salatgurke • ½ Zitrone, geschält • 1 Handvoll Blattspinat • 3 Minzblättchen, plus 1 Zweig zum Garnieren • Eiswürfel zum Servieren

Alle Zutaten bis auf die Eiswürfel entsaften, über die Eiswürfel gießen und servieren. Mit einem Minzezweig garnieren.

GESUNDHEITLICHER NUTZEN
*Kiwis habe einen hohen Anteil an Ballaststoffen, die den **Blutzuckerspiegel kontrollieren**, und am Enzym Actinidin, das eine Rolle bei der **Proteinverdauung** spielt. Voller **antioxidativer Vitamine (A, C, E** und **Beta-Carotin)** bieten **Kiwis dem Immunsystem Unterstützung** und sind dem Körper bei Stress behilflich.*

Nährwerte pro Portion: *Kalorien 125 kcal • Protein 4,6 g • Kohlenhydrate 24,6 g [darunter 22,6 g Zucker] • Fett 1,3 g*

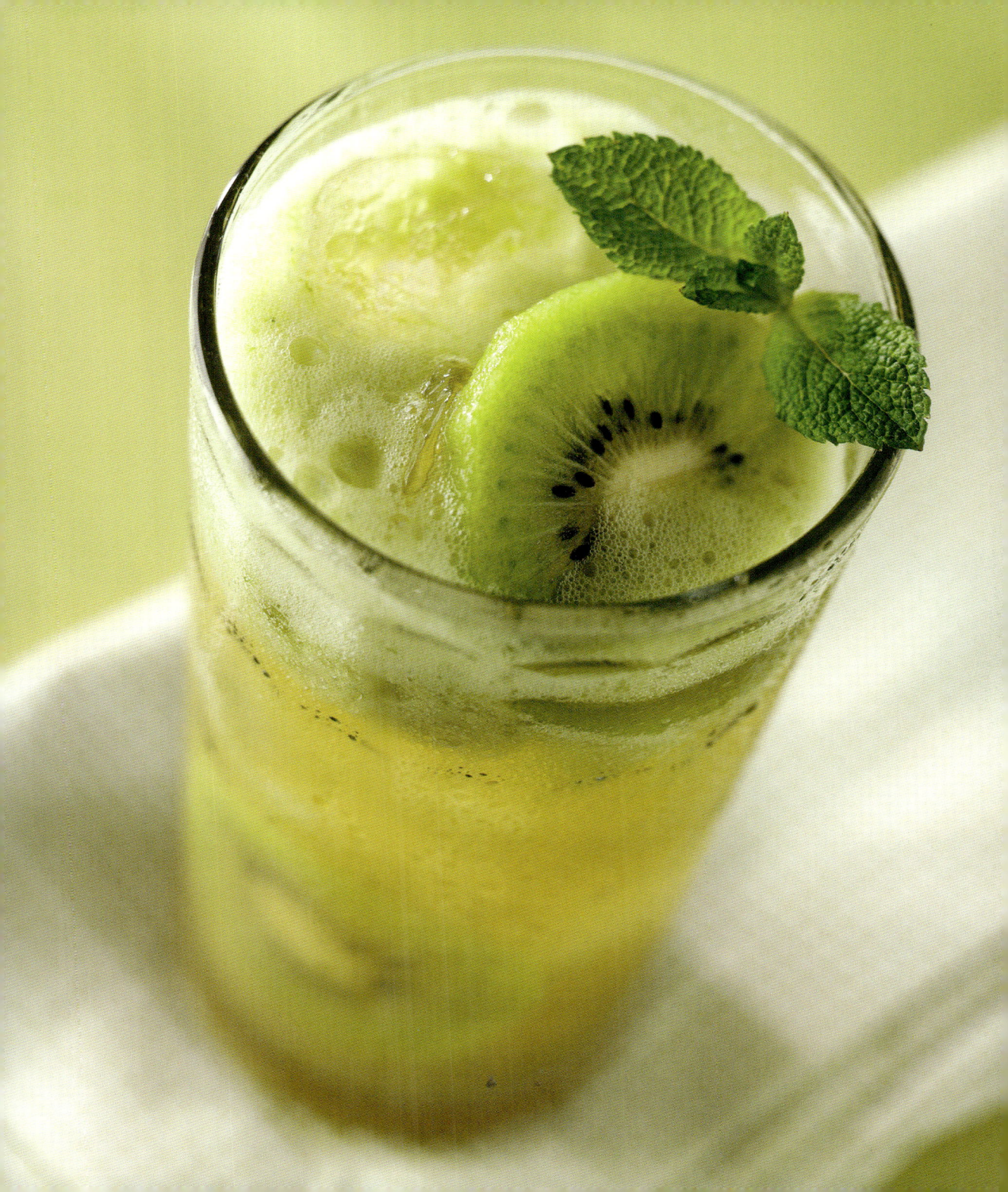

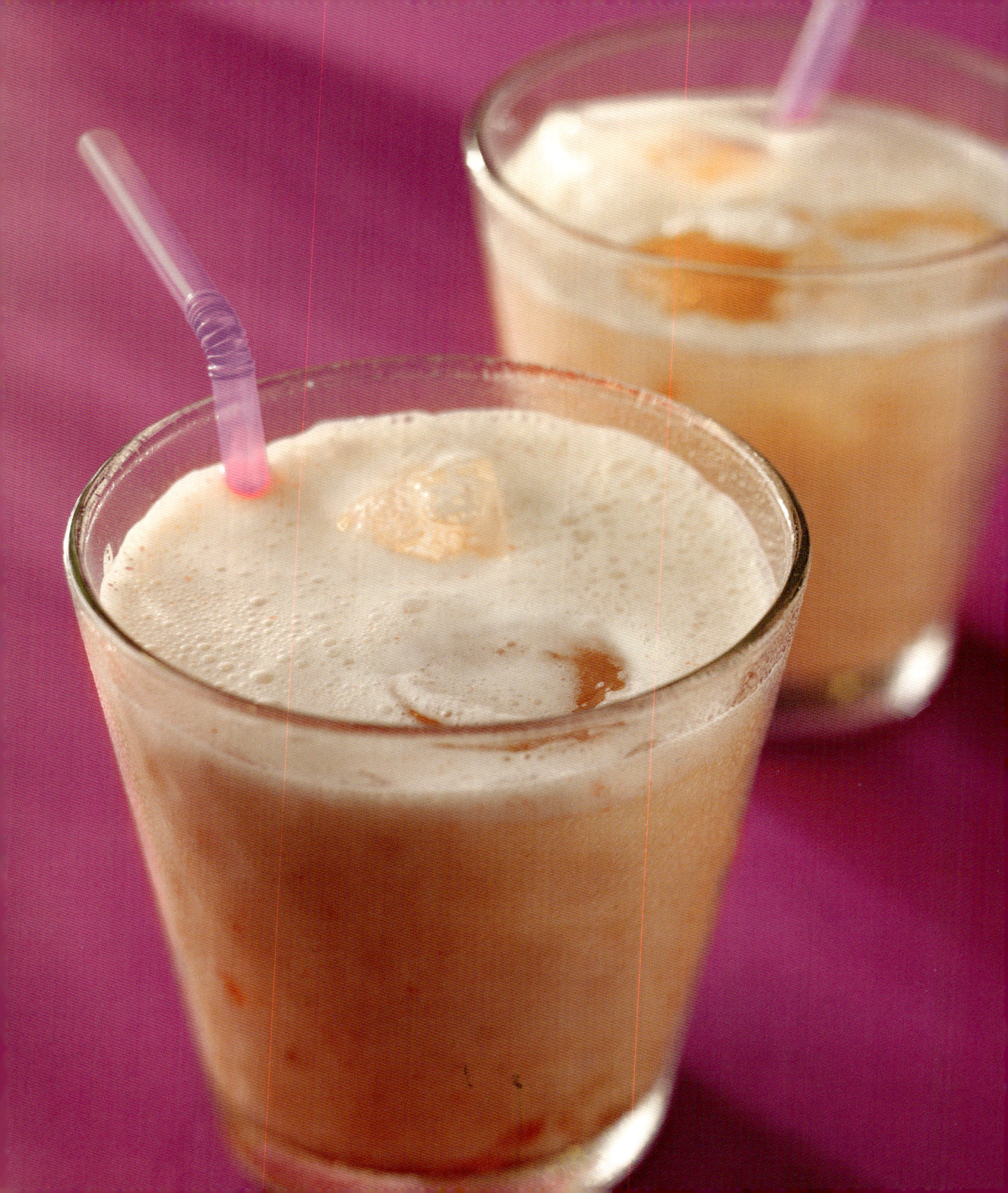

< Stresslöser

Ein wunderbar beruhigender Drink – einfach die beste Wahl, wenn Sie sich verspannt oder gestresst fühlen. Trinken Sie ihn am besten schluckweise im Laufe des Abends vor dem Zubettgehen, um sich zu entspannen. Der Soja-joghurt liefert Proteine, die zu einem stabilen Blutzuckerspiegel beitragen.

125 g Erdbeeren • 1 Birne • 1 Apfel • ½ TL Tahin • 1 TL Weizenkeime • 2 EL Sojajoghurt • 80 ml Sojamilch • Eiswürfel zum Servieren

Früchte entsaften, mit den übrigen Zutaten bis auf die Eiswürfel in den Mixer füllen und sämig pürieren. Über die Eiswürfel gießen und servieren.

GESUNDHEITLICHER NUTZEN
*Sojajoghurt liefert dem Darm **nützliche Bakterien**, die den **Säurehaushalt regulieren,** sowie **Bal-laststoffe für eine geregelte Verdauung**. Er besitzt außerdem viele **B-Vitamine**, die eine wichtige Rolle bei der **Funktion der Nebennierenrinde** spielen (die für die Produktion des Stresshormons Adrenalin zuständig ist), und **Isoflavone**, die **Krebs bekämpfen können**.*

Nährwerte pro Portion: *Kalorien 225 kcal • Protein 8 g • Kohlenhydrate 38,5 g [darunter 35,2 g Zucker] • Fett 5,3 g*

Himbeermix

Fruchtig, reinigend und energetisierend – der perfekte Muntermacher-Drink. Sämtliche Früchte enthalten viele Ballaststoffe (unter anderem Pektin), das zügelt Ihren Appetit und stimuliert gleichzeitig den Abbau von Stoffwechsel-produkten. Die Hanfsamen sorgen für eine sämig-cremige Textur und kurbeln durch ihren hohen Gehalt an essenziellen Fettsäuren den Stoffwechsel an.

1 Apfel • 1 rosa Grapefruit, geschält • 250 g Himbeeren • 1 EL geschälte Hanfsamen

Apfel und Grapefruit entsaften. Saft in den Mixer geben und mit den Himbeeren und Hanfsamen cremig pürieren.

GESUNDHEITLICHER NUTZEN
*Die Beeren in diesem Drink sind sehr vitamin- und antioxidantienreich. Himbeeren enthalten dar-über hinaus **Ellagsäure**, die für ihre **krebshemmende Wirkung** bekannt ist. Wie jede Grapefruitart hat auch die rosa Grapefruit einen hohen Gehalt an **Antioxidantien, fördert die Leberfunktion und den Blutkreislauf**. Hanfsamen enthalten viel **Kalzium und Magnesium**, die für gesunde Knochen wichtig sind.*

Nährwerte pro Portion: *Kalorien 114 kcal • Protein 5 g • Kohlenhydrate 16 g [darunter 15,1 g Zucker] • Fett 3,9 g*

Chili-Tomate

Mit einem niedrigen Gehalt an Kohlenhydraten, die im Körper in Zucker umgewandelt werden, ist dieser Saft bestens geeignet, das Energieniveau aufrechtzuerhalten und den Blutzuckerspiegel zu stabilisieren. Der hohe Wasser- und Kaliumgehalt reinigen Ihren Körper von innen und unterstützt die Gewichtsabnahme.

4 Tomaten • 2 Selleriestangen • ½ Salatgurke • 1 Prise Cayennepfeffer • 1 Spritzer Tabasco

Das Gemüse entsaften, dann den Drink mit Cayennepfeffer und Tabasco abschmecken.

GESUNDHEITLICHER NUTZEN
*Sowohl der Cayennepfeffer als auch das Capsaicin aus dem Tabasco bringen Ihren **Kreislauf in Schwung**, beschleunigen den Stoffwechsel und damit auch die **Reinigung und Ausscheidung von Stoffwechselprodukten**. Der Saft besitzt viel schützendes **Beta-Carotin, Vitamin C und Zink**, die das **Immunsystem unterstützen**.*

Nährwerte pro Portion: *Kalorien 70 kcal • Protein 3,4 g • Kohlenhydrate 11,5 g [darunter 10,7 g Zucker] • Fett 1,4 mg*

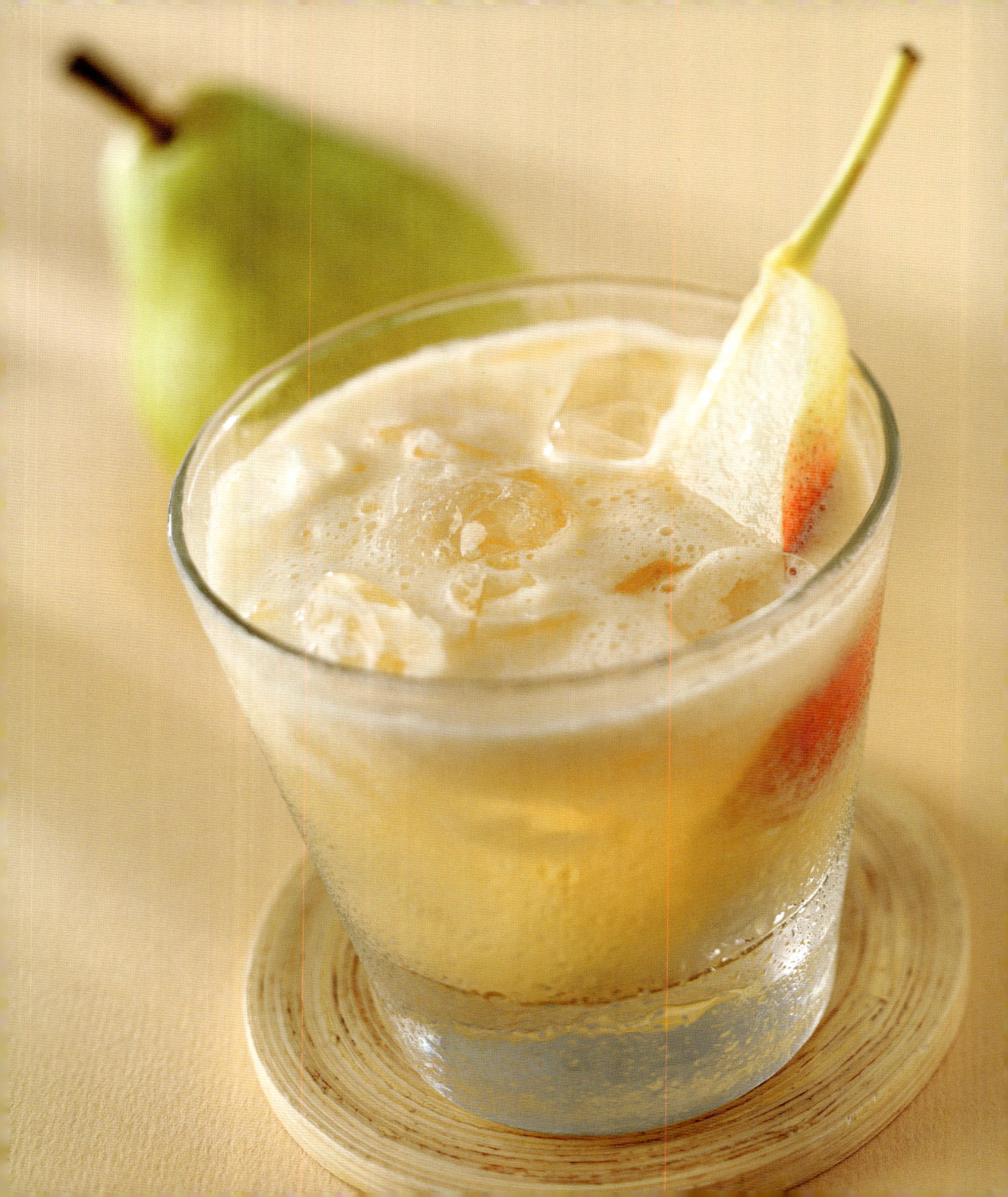

KAPITEL 3

Langzeit-Saftdiät

Haben Sie die Wochenend-Blitzdiät oder die Saftwoche erfolgreich

abgeschlossen und suchen jetzt Saftrezepte für den dauerhafteren Einsatz?

Dann sind die leckeren, gesundheitsfördernden Säfte und Smoothies des

Langzeit-Saftdiät-Programmes genau das Richtige für Sie. Jeder Saft ist

ruck, zuck zubereitet, sodass Sie ihn noch in den vollsten Terminkalender

integrieren können. Sie liefern wichtige Vitamine, Mineralstoffe, Enzyme

und Phytochemikalien, die Ihre Gesundheit verbessern und Ihren Stoff-

wechsel so optimieren, dass Ihr Gewicht auf dem neuen Stand bleibt.

Wenn Sie also fit bleiben, sich wohlfühlen und weiterhin gesund ernähren

wollen, dann wird Sie nur ein Saft täglich Ihrem Ziel ein Stückchen näher

bringen. Bringen Sie Ihren Körper für den bevorstehenden Tag mit einem

Grüntee-Cocktail auf Trab oder schützen Sie sich mit einem Mandarinen-

Mango-Lassi vor dem Griff zur Keksdose. Diese und alle anderen Säfte in

diesem Kapitel haben ein Ziel: Sie schlank, fit und gut aussehend zu halten.

< Melonenfrische, Seite 91

Das Langzeit-Saftdiät-Programm

Schlank zu bleiben soll für Sie so einfach wie möglich sein, deshalb ist die Langzeit-Saftdiät weder streng noch schwierig durchzuführen. Vielmehr sollen Sie es ganz einfach in den Alltag integrieren können.

Damit Sie während der Langzeit-Saftdiät auch langfristig Ihren guten Gesundheitszustand beibehalten, folgen Sie den Prinzipien der Wochenend-Blitzdiät und der Saftwoche (siehe Seiten 22 und 46–47) mindestens zu 80 Prozent Ihrer Zeit. Das heißt, dass Sie 20 Prozent Ihrer Zeit dem puren Genuss widmen dürfen. Während Sie das Programm durchführen, dürfen Sie rotes Fleisch und Milchprodukte essen, Alkohol und koffeinhaltige Getränke trinken – nur nicht jeden Tag.

Wählen Sie Ihren Saft Bei der Langzeit-Saftdiät trinken Sie einen frisch gepressten Saft oder Smoothie täglich. Achten Sie dabei darauf, dass Sie innerhalb einer Woche möglichst verschiedenfarbige Säfte trinken. Vielleicht mögen Sie rote oder orangefarbene Säfte lieber; vernachlässigen Sie aber dennoch die grünen Säfte nicht, weil diese die Reinigungsarbeit Ihrer Leber unterstützen (was gut ist gegen Cellulite und Fett). Haben Sie

Ihre Gesundheit betreffend bestimmte Ziele, integrieren Sie einfach Säfte aus den Schönheits-, Energie- und Gesundheitskapiteln. Wenn Sie spüren, dass Ihre Motivation nachlässt, machen Sie die Wochenend-Blitzdiät oder die Saftwoche, die Sie wieder auf die Spur bringen.

Es geht los Für den Einstieg in Ihr Langzeit-Saftdiät-Programm mache ich Ihnen Vorschläge für zwei ganze Tage. Daran sehen Sie, dass Sie nur kleine Änderungen in Ihren Ernährungsplan einbauen und nur einen Saft am Tag einplanen müssen, um schlank und fit zu bleiben. Vergessen Sie nicht, alle 14 Tage die Reinigungsanwendungen (siehe Seite 14) durchzuführen (wenn möglich auch häufiger), um schneller erfolgreich zu sein, und bewegen Sie sich regelmäßig: zweimal wöchentlich 30 Minuten Widerstands- oder Krafttraining und drei- oder viermal die Woche 30 Minuten kardiovaskuläre Übungen, die Sie etwas aus der Puste bringen.

Langzeit-Saftdiät-Plan: Beispieltage

Tag eins

Nach dem Aufwachen
1 Tasse heißes Wasser mit Saft von ½ Zitrone

Frühstück Cremiger Schoko-Nuss-Shake **(Seite 85)**

Vormittagssnack
1 Pfirsich; 1 Handvoll Mandeln

Mittags Hähnchensalat: 1 Hähnchenbrust grillen. Mit 2 großen Handvoll gemischter Blattsalate, 3 gehackten marinierten Artischockenherzen, 1 Handvoll schwarzen Oliven, 2 Cherrytomaten und ½ gehackten roten Paprikaschote mischen und mit Zitronensaft und 1 Spritzer Sesamöl und Sojasauce marinieren.

Nachmittagssnack Möhren- und Selleriesticks mit 125 g Hüttenkäse und 2 Haferkeksen

Abends Garnelencurry: ½ rote Zwiebel hacken, mit 1 TL Currypaste und 1 gehackten Knoblauchzehe anbraten. ½ Süßkartoffel und 1 Möhre würfeln und 250 ml Kokosmilch zugeben, 10 Minuten köcheln lassen. 1 Handvoll grüne Bohnen, 100 g gegarte Garnelen und 200 g gehackte Tomaten (Dose) zugeben. Aufkochen, Hitze reduzieren und 5 Minuten köcheln lassen. Mit ½ Tasse gekochtem Basmati-Naturreis servieren. 1 Schälchen gemischte Beeren und 3 EL fettarmer Naturjoghurt

Tag zwei

Nach dem Aufwachen
1 Tasse grüner Tee

Frühstück 2 EL Haferflocken in 50 ml Wasser weich köcheln lassen. 1 Prise Zimt, 1 Handvoll Heidelbeeren und 2 EL Samen zufügen. 2 EL fettarmen Naturjoghurt darübergeben.

Vormittagssnack Gojibeeren-Drink **(Seite 86)**

Mittags Linsensuppe mit Curry (siehe Seite 48) mit Salat aus ½ Fenchelknolle in Scheiben, 1 geriebenen Apfel, je 1 Handvoll Walnüsse und Rucola oder Feldsalat. Dressing: 1 EL Orangensaft und 1 TL Olivenöl

Nachmittagssnack
2 Roggenkracker mit Mandelmus bestrichen

Abends Lachs: ½ Butternusskürbis würfeln, mit ½ halbierten roten Zwiebel und ½ roten Paprikaschote 15 Minuten braten. 1 Handvoll grünen Spargel unterrühren, mit 1 Lachsfilet belegen. Mit Olivenöl und Zitronensaft besprenkeln. 10 Minuten backen. ¼ Cantaloupe-Melone

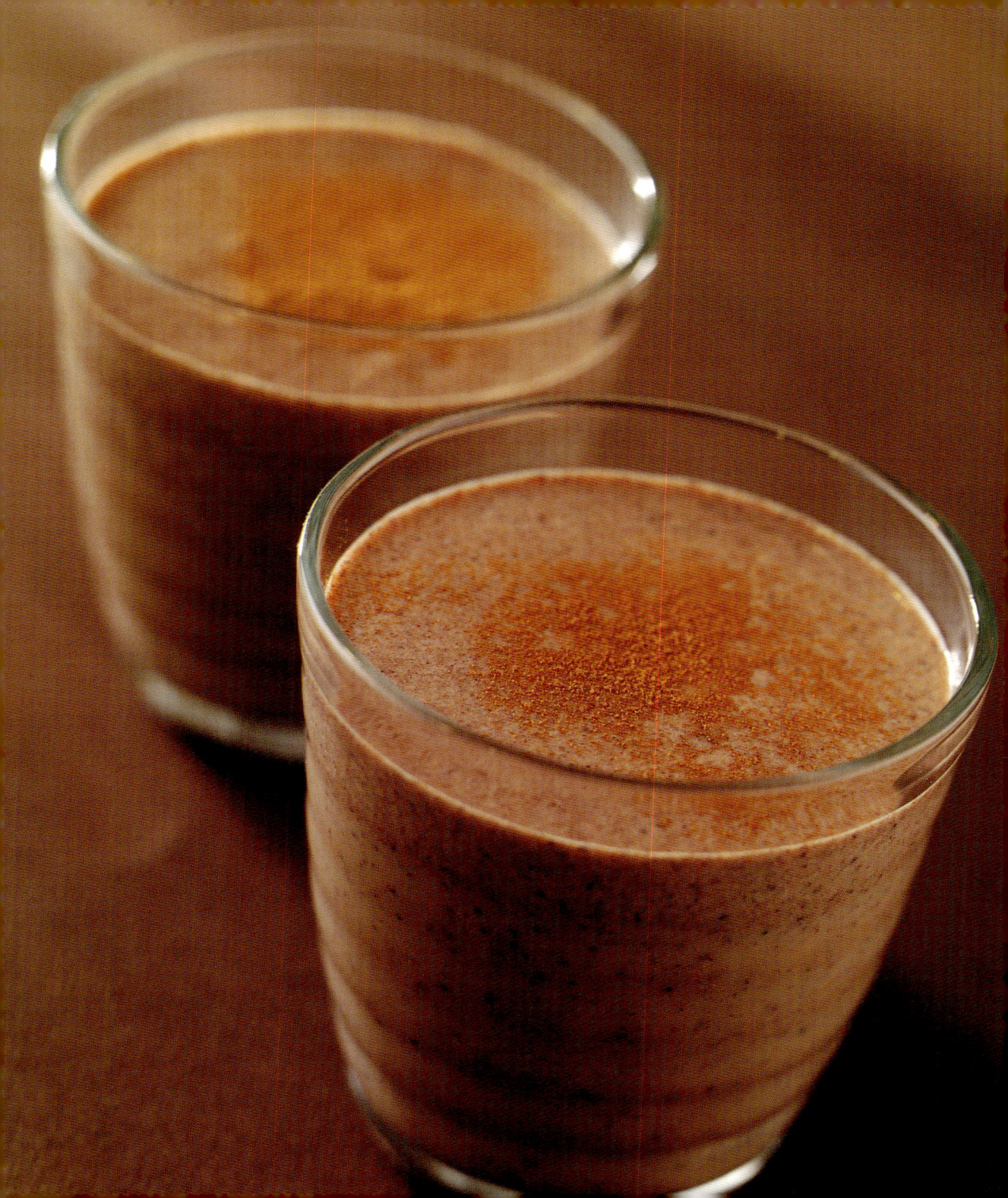

< Cremiger Schoko-Nuss-Shake

Dieser köstliche Drink besitzt jede Menge Nährstoffe, die Ihnen Energie für den Tag geben, und ist als Frühstücksersatz hervorragend geeignet. Durch die Nüsse hat er einen hohen Proteingehalt, der den Blutzucker stabilisiert und Sie geistig fit hält.

200 ml Mandelmilch • 1 EL rohe Kakaonips (geröstete und gebrochene Kakaobohnen) oder Kakaopulver • ½ kleine Banane, geschält • ½ TL Vanilleextrakt • 1 TL Agavendicksaft • 1 Prise Zimt zum Servieren

Alle Zutaten bis auf den Zimt zusammen im Mixer weich und cremig pürieren. Mit dem Zimt bestreut servieren.

GESUNDHEITLICHER NUTZEN

*Roher Kakao ist unveredelt und nicht erhitzt, so besitzt er sehr viel mehr **Antioxidantien** als veredelter Kakao und deutlich mehr als Früchte und Gemüse. Er hat einen hohen Gehalt an **Magnesium** (das für die **Muskelfunktion und -entspannung** benötigt wird) und **Arginin**, einer Aminosäure, die die **Muskelmasse erhält**. Auch die Aminosäuren **Tryptophan und Phenylethylamin**, die **aufmunternd wirken** können, sind enthalten.*

Nährwerte pro Portion: *Kalorien 181 kcal • Protein 3,8 g • Kohlenhydrate 28 g [darunter 11,6 g Zucker] • Fett 9,2 g*

Gojibeeren-Drink

Dieser Saft ist eine perfekte Kombination aus schnellem Energielieferanten und lang anhaltendem Powerdrink. Ein cremiger und dabei milchfreier Smoothie, der voller Antioxidantien, B-Vitamine und Protein steckt und Erschöpfungszustände bekämpft. Toll als schnelles Frühstück oder Vormittagssnack.

15 g getrocknete Gojibeeren • 1 Orange, geschält • ½ Kaki • ½ EL Mandeln • 40 g Himbeeren • ½ kleine Banane

Die Gojibeeren 15 Minuten in 175 ml Wasser einweichen. Die Orange entsaften. Saft und die übrigen Zutaten zusammen mit der Einweichflüssigkeit in den Mixer geben und sämig mischen.

GESUNDHEITLICHER NUTZEN
*Gojibeeren enthalten **alle essenziellen Aminosäuren** (das sind die, die wir aus der Nahrung aufnehmen) sowie zahlreiche Spurenelemente wie **Zink, Eisen und Selen**, die das **Immunsystem stärken und den Energieumsatz ankurbeln**. Sie besitzen **mehr Beta-Carotin als die gleiche Menge Möhren**.*

Nährwerte pro Portion: Kalorien 210 kcal • Protein 6,3 g • Kohlenhydrate 41,6 g [darunter 25,2 g Zucker] • Fett 4,6 g

Grüntee-Cocktail

Wirkungsvoll reinigend und vorbeugend bringt dieser Drink Ihren Körper auf Trab und beschleunigt Entgiftungsprozesse. Grüner Tee ist dafür bekannt, den Stoffwechsel und die Fähigkeit des Körpers zur Fettverbrennung zu erhöhen – das heißt, dass sich weniger Fett an Ihrer Taille ansetzt. Der Drink schmeckt warm oder kalt.

3 Äpfel • 1 Zitrone, geschält • 1 cm Ingwer, geschält • 150 ml grüner Tee, warm oder kalt

Äpfel, Zitrone und Ingwer entsaften. Den Saft in den grünen Tee rühren.

GESUNDHEITLICHER NUTZEN
*Grüner Tee enthält viele gesunde **Antioxidantien**, darunter Flavonoide und Katechine, die das **Herz schützen und gegen Krebs wirksam** sein können. Sein Tanningehalt **hilft bei Verdauungsstörungen**, während das Teein **Stresssymptome mildert und das Konzentrationsvermögen erhöht**. Der im Saft enthaltene Ingwer **unterstützt Blutdruck und Verdauung**.*

Nährwerte pro Portion: *Kalorien 101 kcal • Protein 1,3 g • Kohlenhydrate 24,7 g [darunter 23,5 g Zucker] • Fett 0,3 g*

Heidelbeer-Acaibeeren-Shake >

Dieser Drink hat alles, was man zum Abnehmen braucht: Er strotzt vor Antioxidantien wie Anthocyanidinen und unterstützt die Leberenzyme bei der Ausscheidung von Giften und Stoffwechselprodukten aus dem Körper.
Reich an Ballaststoffen wie Pektin und mit probiotischem Joghurt beugt er Heißhungerattacken vor und stabilisiert den Blutzuckerspiegel. Pektin kann Gifte aus dem Verdauungstrakt absorbieren, was aus diesem Drink einen hervorragenden Reiniger macht. Kalorienarm und doch sättigend, kann er eine ganze Mahlzeit ersetzen, wenn Sie Ihr Gewicht reduzieren wollen.

100 g Heidelbeeren, plus 4–5 Beeren zum Garnieren • 50 g Himbeeren • 60 ml Acaibeeren oder Granatapfelsaft • 4 EL fettarmer Joghurt • Eiswürfel zum Servieren

Alle Zutaten bis auf die Eiswürfel sämig pürieren. In einem hohen Glas auf Eiswürfeln servieren, mit 4–5 Beeren garnieren.

GESUNDHEITLICHER NUTZEN
*Heidelbeeren enthalten **Pterostilben und Pektin**, die beide den **Cholesterinspiegel senken** können, eine **reinigende Wirkung** haben und die **Entgiftung fördern** können. Dabei kräftigen sie die Kapillaren – ein wunderbares Mittel im Kampf gegen **Cellulite und hartnäckige Fettpolster**.*

Nährwerte pro Portion: *Kalorien 93 kcal • Protein 3,8 g • Kohlenhydrate 17,9 g [darunter 17,9 g Zucker] • Fett 0,8 g*

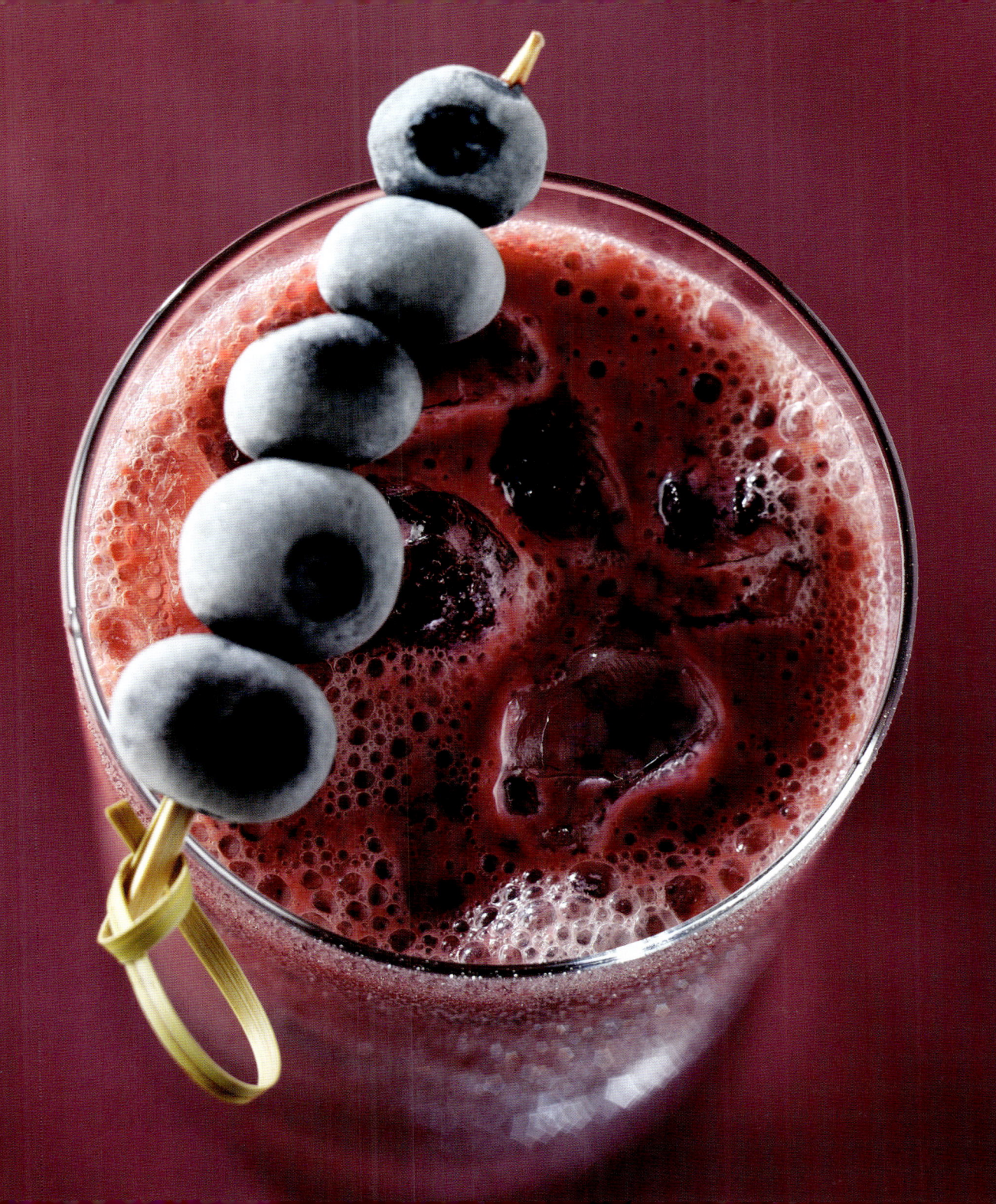

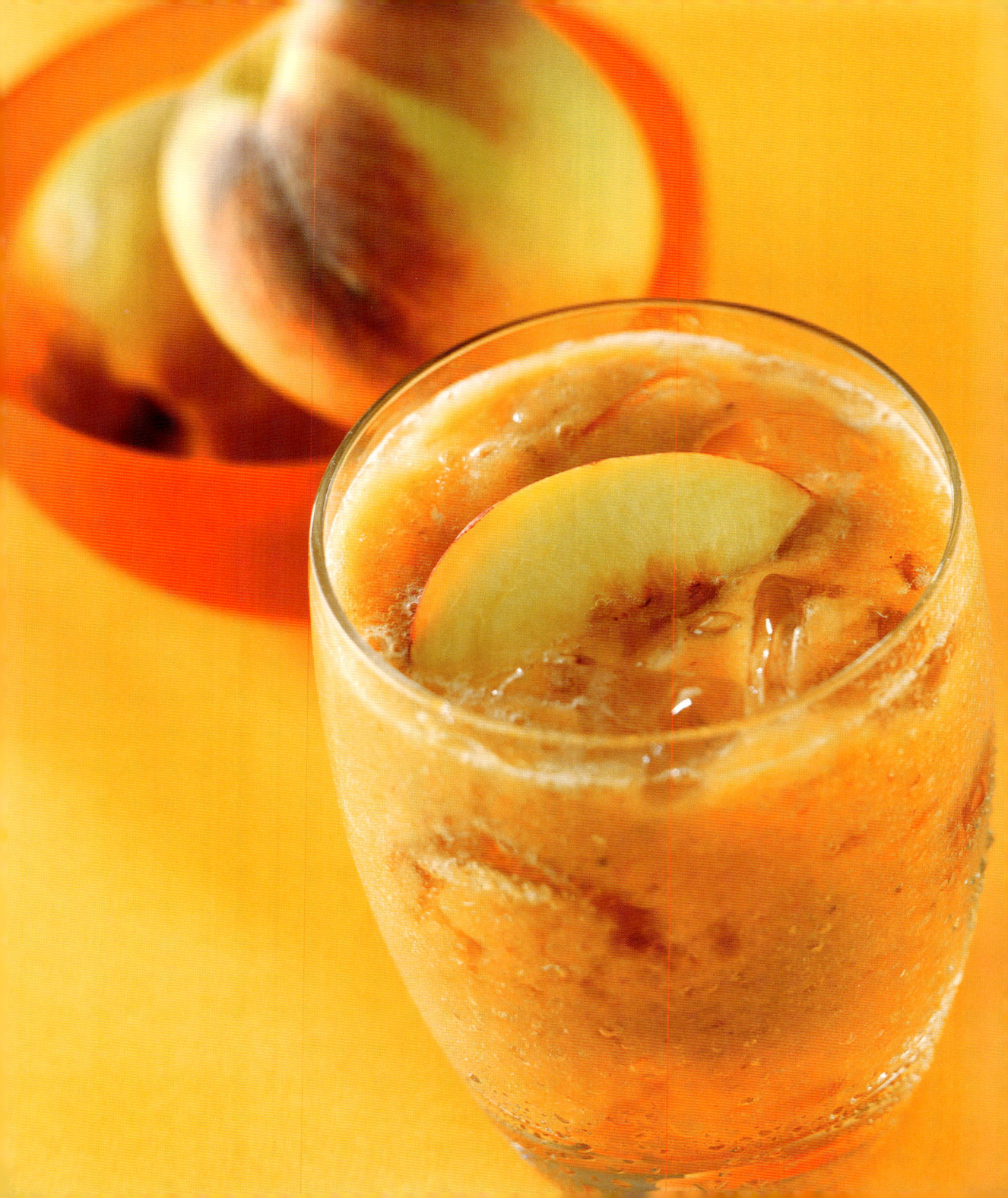

Cremiger Pfirsich

<

Mit seiner würzig-vanilligen Note ist dieser Drink ein wahres Geschmackswunder. Die proteinreichen Mandeln verleihen ihm zusammen mit den Bananen eine schöne und dabei kalorierenarme Cremigkeit. Ein nahrhafter Drink für ein schnelles Frühstück oder einen Vormittagssnack.

1 reifer Pfirsich, plus Pfirsichspalten zum Garnieren • ½ Banane • ½ TL Vanilleextrakt • 1 EL Mandelmus • ½ TL Agavendicksaft • 1 Prise Zimt • 1 Prise Mixed Spice (Gewürzmischung mit Zimt, Muskat und Piment) • Eiswürfel zum Servieren

Alle Zutaten bis auf die Eiswürfel zusammen mit 125 ml Wasser in den Mixer geben und cremig pürieren. Auf Eiswürfeln mit Pfirsichspalten garniert servieren.

GESUNDHEITLICHER NUTZEN
*Pfirsiche sind reich an **Flavonoiden, Lycopenen, Beta-Carotin und Vitamin C** und damit gut für das Immunsystem und die Zellregeneration. Sie liefern Folsäure und **B-Vitamine**, die den **Körper beleben**.*

Nährwerte pro Portion: *Kalorien 169 kcal • Protein 4,8 g • Kohlenhydrate 20,8 g [darunter 17,8 g Zucker] • Fett 8 g*

Melonenfrische

Süß, erfrischend und mit einem Hauch von Säure ist dieser Drink der perfekte Muntermacher, der die Geschmacksnerven am Morgen weckt. Ein leichter, kalorienarmer Saft, der Ihnen hilft, Ihr Diätziel nicht aus den Augen zu verlieren. Probieren Sie ihn auch mit kohlensäurehaltigem Mineralwasser verdünnt als sommerliche Erfrischung.

200 g Cantaloupe-Melone, geschält • 1 Limette, geschält • 2 Minzblättchen • 1 Birne, plus eine weitere Birne zum Garnieren • Eiswürfel zum Servieren

Alle Zutaten bis auf die zweite Birne und die Eiswürfel entsaften, dann auf den Eiswürfeln servieren und mit einem Birnenviertel dekorieren.

GESUNDHEITLICHER NUTZEN
*Die orangefleischige Cantaloupe-Melone ist eine hervorragende **Beta-Carotin- und Vitamin-C-Quelle**. Das sind Nährstoffe, die die **Hautgesundheit fördern und den Körper vor freien Radikalen schützen**. Als guter Lieferant von Kalium kann die Melone außerdem den **Blutdruck und den Wasserhaushalt regulieren**.*

Nährwerte pro Portion: *Kalorien 112 kcal • Protein 1,9 g • Kohlenhydrate 26,6 g [darunter 25,2 g] • Fett 0,4 g*

Carotin-Power

Wenn Sie im Laufe des Tages einen Ernergieschub benötigen, dann genießen Sie diesen cremigen Saft, der voller vitalisierendem Vitamin C und Beta-Carotin steckt. Die Erdnussbutter liefert dazu eine gute Portion Proteine und Fette, die eine gleichmäßige Versorgung der Zellen mit Energie gewährleisten und Sie zufriedener machen, sodass der Verzicht auf ungesunde Snacks leichter fällt.

½ kleine Süßkartoffel • 200 g Cantaloupe-Melone, geschält • 2 Möhren • 1 TL salz- und zuckerfreie Erdnussbutter

Süßkartoffel, Melone und Möhren entsaften. Den Saft zusammen mit der Erdnussbutter in den Mixer geben und cremig mischen.

GESUNDHEITLICHER NUTZEN
*Erdnussbutter ist ein Powerpaket voller Nährstoffe – sie besitzt viele Antioxidantien, darunter **Resveratrol und Vitamin E** sowie andere **herzschützende Substanzen** wie Folate und einfach gesättigte Fettsäuren. Cantaloupe-Melonen und Möhren sind **hervorragende Quellen für Beta-Carotin**, aus dem der Körper Vitamin A bildet und das **eine wichtige Rolle für das Immunsystem** spielt.*

Nährwerte pro Portion: *Kalorien 239 kcal • Protein 5,2 g • Kohlenhydrate 47,6 [darunter 22,2 g Zucker] • Fett 4,5 g*

Supergrün >

Chlorophyll- und proteinreich und dabei leicht und erfrischend: Dieser Saft ist nicht nur nahrhaft, sondern unterstützt auch die Entgiftung und die Leberfunktion. Damit fühlen Sie sich leicht und beschwingt.

1 große Handvoll Grünkohlblätter • 1 große Handvoll Blattspinat • 2 Birnen • 1 Zitrone, geschält • 150 ml Kokosnusswasser • Eiswürfel zum Servieren

Gemüse und Früchte entsaften, dann das Kokosnusswasser unterrühren, über die Eiswürfel gießen und servieren.

GESUNDHEITLICHER NUTZEN
*Kokosnusswasser wird auch „Wasser des Lebens" genannt, weil es ein **optimales Elektrolytverhältnis** besitzt. Kalium, Kalzium, Magnesium und Natrium unterstützen den Körper dabei, den **Flüssigkeitshaushalt auszubalancieren**. Wunderbar vitalisierend ist Kokosnusswasser der **perfekte isotonische Drink** nach dem Sport.*

Nährwerte pro Portion: *Kalorien 176 kcal • Protein 3,7 g • Kohlenhydrate 38,7 g [darunter 30,5 g Zucker] • Fett 1,4 g*

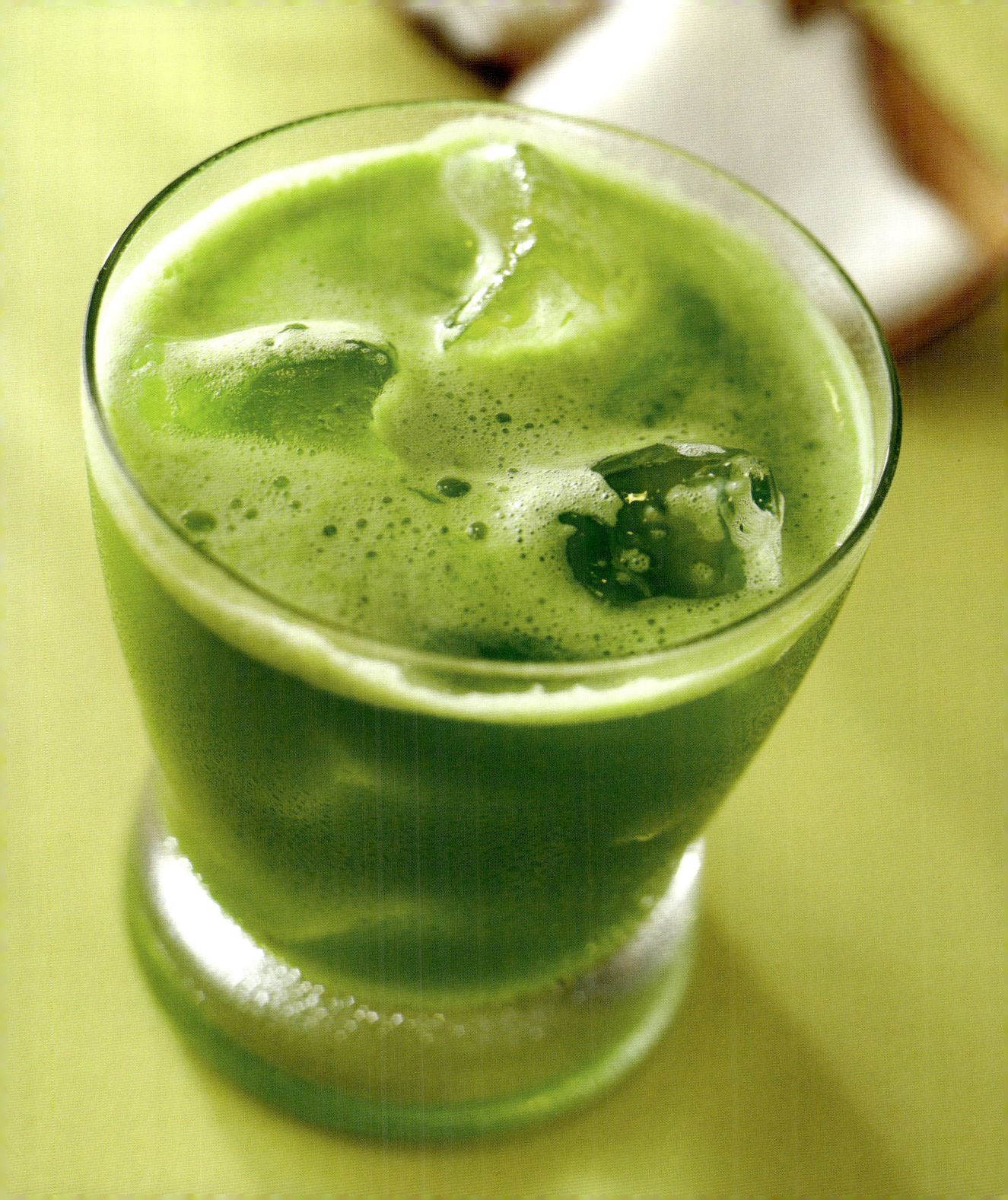

Keimkiller

Fühlen Sie sich etwas angeschlagen? Dann gönnen Sie sich diesen leckeren Smoothie, der Ihnen schädliche Keime vom Leib hält, dabei Heißhungerattacken ausbremst und die Darmgesundheit fördert. Mit viel Vitamin C, schützenden Antioxidantien und darmgesunden Bakterien (aus dem Joghurt) tut er viel für Ihr Immunsystem. Der dickflüssige und cremige Smoothie ist ein superschneller Muntermacher, wenn die Zeit knapp ist.

½ TL Weizenkeime • ½ EL Haferflocken • 3 Pekannusshälften • 115 g Erdbeeren•
½ Banane • 125 ml Orangensaft • 4 EL fettarmer Naturjoghurt

Weizenkeime, Haferflocken und Nüsse in eine antihaftbeschichtete Pfanne geben und bei mittlerer Hitze unter gelegentlichem Rühren rösten. Abkühlen lassen. Die restlichen Zutaten mit der Hälfte der gerösteten Haferflockenmischung in den Mixer geben und cremig mischen. In ein Glas füllen und mit der restlichen Haferflockenmischung garnieren.

GESUNDHEITLICHER NUTZEN
*Weizenkeime sind eine reiche Nährstoffquelle; sie enthalten **Protein, B-Vitamine, Vitamin E** und die Mineralstoffe **Zink, Selen und Magnesium**. Auch ihr **Ballaststoffgehalt** ist erwähnenswert. Haferflocken und Nüsse liefern ebenfalls viel Zink, das einen **wichtigen Nährstoff für das Immunsystem** darstellt.*

Nährwerte pro Portion: Kalorien 247 kcal • Protein 7,5 g • Kohlenhydrate 32,6 g [darunter 24,3 g Zucker] • Fett 10,4 g

Avocado-Power

Avocado wirkt als Saftzutat zunächst ungewöhnlich, aber die Frucht sorgt für eine wunderbar cremige Textur und passt gut zu aromareichen Früchten. Dieser Drink hält Ihr Energieniveau den ganzen Tag über hoch und sorgt für ein länger anhaltendes Sättigungsgefühl, denn die Avocado verlangsamt die Glukoseaufnahme in die Zellen.

150 g Ananas • ½ Limette, geschält • ½ reife Avocado, geschält und entsteint • ½ reife Mango, geschält und entsteint • 2 TL geschälte Hanfsamen • Eiswürfel zum Servieren

Ananas und Limette entsaften. Den Saft in den Mixer geben und mit den übrigen Zutaten – bis auf die Eiswürfel – und 100 ml Wasser cremig mischen. Etwas Wasser zufügen, wenn der Drink zu cremig ist. Über die Eiswürfel gießen und servieren.

GESUNDHEITLICHER NUTZEN
*Avocados gehören zu den nahrhaftesten Früchten. Sie besitzen viele **gesunde Fette**, stecken voller **antioxidativ wirksamer und zellschützender Vitamine (A, C und E)** und **energetisierender B-Vitamine**, die die **Nebennierenfunktion unterstützen** – gut in stressigen Zeiten.*

Nährwerte pro Portion: *Kalorien 258 kcal • Protein 5,3 g • Kohlenhydrate 28,g [darunter 24,8 g Zucker] • Fett 14,9 g*

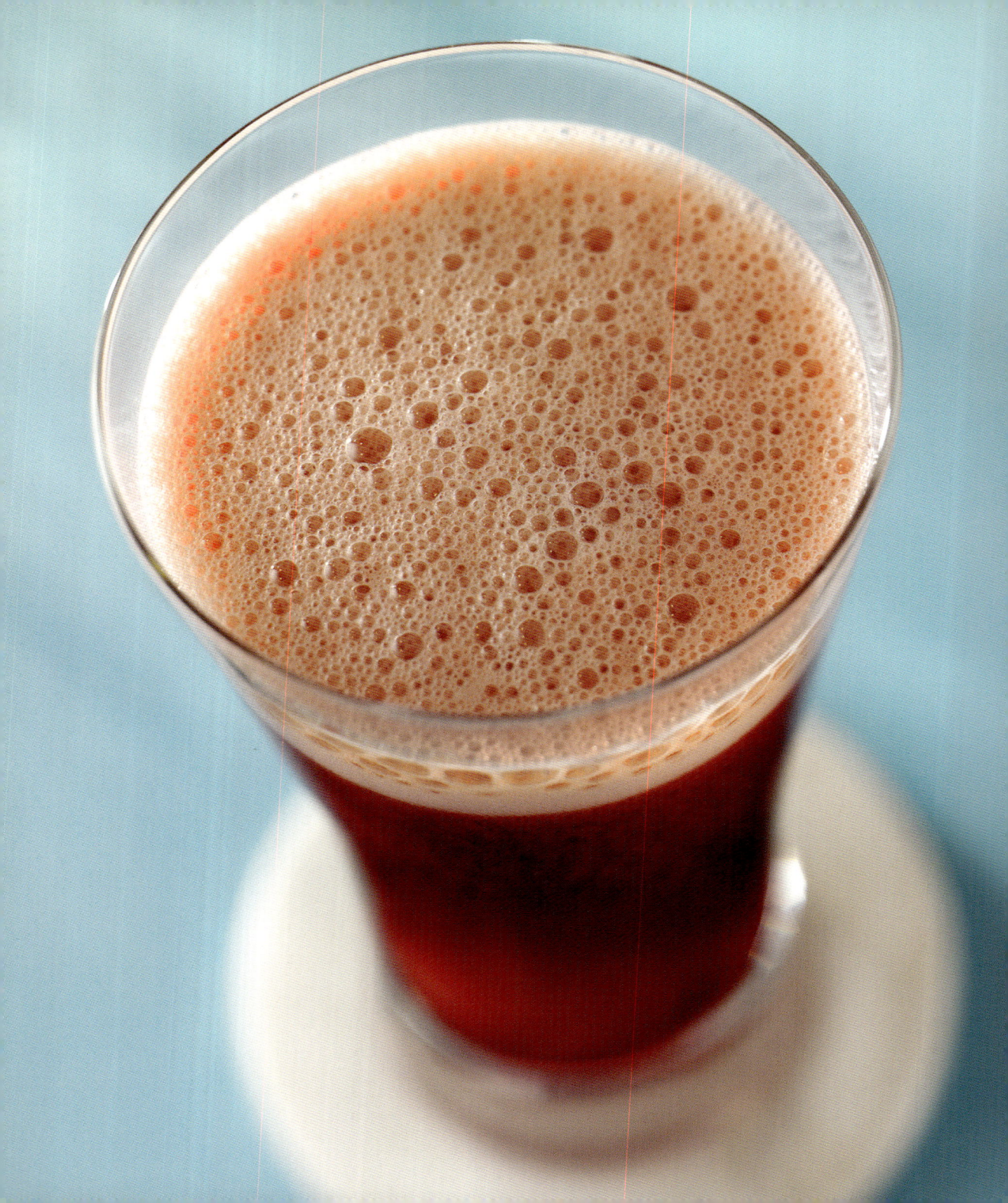

< Granatapfel-Power

Granatapfel, der voller Antioxidantien steckt, und das Maca-Pulver ergeben zusammen einen Energiedrink, der eine heilende und schützende Wirkung auf den Körper hat. Mit den erfrischenden und belebenden Eigenschaften dieses Drinks fühlen Sie sich den ganzen Tag fantastisch.

1 Granatapfel, Samen und Fruchtfleisch • 1 Apfel • 75 g Kirschen, entsteint • 150 ml Kokosnusswasser • 1 TL Maca-Pulver

Granatapfel und Apfel entsaften. Saft und übrige Zutaten in den Mixer geben und cremig mischen.

GESUNDHEITLICHER NUTZEN
*Maca, eine Wurzel aus den Anden, wird manchmal auch als peruanischer Ginseng bezeichnet. Es ist als **Adaptogen** bekannt, **hilft dem Körper, sich an Stresssituationen anzupassen,** und ist außerdem eine gute Quelle für Vitamine, Mineralstoffe (besonders Kalzium), Enzyme und Protein. Auch im **weiblichen Hormonhaushalt** kann es **ausgleichend wirken** und ist so ein **Mittel gegen Wechseljahresbeschwerden und Prämenstruelles Syndrom.***

Nährwerte pro Portion: Kalorien 167 kcal • Protein 2,8 g • Kohlenhydrate 39.6 g [darunter 28,4 g Zucker] • Fett 0,4 g

Gemüsecocktail

Dieser leichte, süße Drink ist perfekt für unterwegs. Er ist ein wunderbar erfrischender Snack oder Teil eines kalorienarmen Mittagessens. Durch seinen hohen Gehalt an langsam verfügbaren Kohlenhydraten bekämpft er Hungergefühle.

3 Tomaten • 2 Möhren • 2 Orangen • ¼ Salatgurke • 1 Handvoll Basilikumblättchen

Alle Zutaten zusammen entsaften.

GESUNDHEITLICHER NUTZEN
*In diesem Drink wimmelt es nur so von **Phytonährstoffen, die chronischen Krankheiten** wie Krebs **vorbeugen können**. Das duftende Basilikum ist für seine **antibakterielle Wirkung** bekannt – seine ätherischen Öle wirken **entzündungshemmend und bekämpfen schädliche Bakterien**. Basilikum kann zudem das Risiko von Lebensmittelvergiftungen reduzieren und **Verdauungsstörungen lindern**.*

Nährwerte pro Portion: Kalorien 158 kcal • Protein 5,2 g • Kohlenhydrate 33,9 g [darunter 31,6 g Zucker] • Fett 1,2 g

Cranberry-Rundumschutz

In diesem cremigen pinkfarbenen Drink steuert die Kokosmilch viele mittelkettige Fettsäuren bei, die dafür bekannt sind, die Kalorienverbrennung zu beschleunigen. Das bedeutet, dass sie eher zum Energieumsatz beitragen und weniger als Fett gespeichert werden. Mit einem Löffel voll Mandeln liefert der Drink dazu noch nährendes Protein und Fette, die den Stoffwechsel unterstützen.

1 Birne • 115 g Cranberrys (frisch oder TK) • 150 ml Kokosmilch • 1 TL gemahlene Mandeln • 1 TL Manuka-Honig

Birne und Cranberrys zusammen entsaften. Den Saft zusammen mit den übrigen Zutaten in den Mixer füllen und cremig-weich mischen.

GESUNDHEITLICHER NUTZEN
*Kokosmilch ist leicht verdaulich und **unterstützt Immun- und Verdauungssystem**. Mit einem hohen Gehalt an Laurinsäure, die **gegen Viren und Bakterien wirkt**, und Caprylsäure mit ihrer **fungiziden Wirkung** bietet sie Rundumschutz. Cranberrys besitzen viele **antioxidativ wirksame Stoffe** und wirken bei Harninfektionen beruhigend. Manuka-Honig in diesem Drink hat ebenfalls antimikrobielle Eigenschaften und **füllt die Energiespeicher** wieder auf.*

Nährwerte pro Portion: Kalorien 164 kcal • Protein 2,4 g • Kohlenhydrate 32,7 g [darunter 32 g Zucker] • Fett 3,5 g

Pfirsichputzer

Dieser sommerlich fruchtige Pfirsich-Smoothie liefert viel natürlichen Zucker sowie lösliche Ballaststoffe, die den Blutzucker stabilisieren und das Energieniveau hoch halten. Eine Handvoll Samen oder Nüsse liefert dazu noch Protein und essenzielle Fettsäuren, die die Leberfunktion unterstützen und damit den Stoffwechsel für die Diät fit machen.

2 Pfirsiche, entsteint • 1 Möhre • 1 Orange, geschält • 1 kleine Banane • 2 TL Sonnenblumenkerne

Pfirsiche, Möhren und Orange entsaften. Den Saft in den Mixer geben und mit der Banane und den Sonnenblumenkernen mischen. Wenn nötig, mit etwas Wasser verdünnen.

GESUNDHEITLICHER NUTZEN
*Prallvoll mit **Vitamin C und Beta-Carotin**, **unterstützen** Pfirsiche das **Immunsystem**, liefern wichtige Nährstoffe für die Haut und sorgen so für **strahlendes Aussehen**. Sie besitzen außerdem viel **Kalium** zur **Regulierung des Flüssigkeitshaushalts und des Blutdrucks** .*

Nährwerte pro Portion: Kalorien 242 kcal • Protein 6 g • Kohlenhydrate 45,2 g [darunter 40,4 g Zucker] • Fett 5,4 g

Würzige Zitronenmöhre

Dieser nahrhafte Saft besitzt eine Menge Antioxidantien und natürlichen Zucker, der Ihnen Energie gibt und durch harte Zeiten hilft, wenn Ihr Körper nach ungesunden Süßigkeiten verlangt. Noch eine gute Nachricht, wenn Sie abnehmen wollen: Mit Ingwer heizen Sie Ihren Stoffwechsel an – und verbrennen damit schneller Kalorien.

1 Zitrone, geschält • 1 Birne • 3 Möhren • 3 Selleriestange • 1 cm Ingwer, geschält • Eiswürfel zum Servieren

Alle Zutaten bis auf die Eiswürfel entsaften, dann gut verrühren, über die Eiswürfel gießen und servieren.

GESUNDHEITLICHER NUTZEN
*Ingwer ist für seine verdauungsfördernde Wirkung bekannt, er hilft bei **Verdauungsstörungen und Übelkeit**. Seine **kraftvollen Gingerole** wirken entzündungshemmend, können damit **Schmerzen reduzieren und Asthma lindern**.*

Nährwerte pro Portion: *Kalorien 57 kcal • Protein 1,7 g • Kohlenhydrate 11,6 g [darunter 10,4 g Zucker] • Fett 0,7 g*

Tropischer Muntermacher >

Dieser Saft hebt garantiert Ihre Stimmung und macht Sie wieder munter, wenn Sie einen Durchhänger haben. Die Mango wird gemixt, nicht entsaftet und kann damit lösliche Ballaststoffe liefern, die den Körper bei der Entgiftung unterstützen und die Darmgesundheit fördern.

2 Kiwis • 100 g Ananas, geschält • ½ Mango, geschält, entsteint und gehackt • 1 EL Limettensaft

Kiwi und Ananas zusammen entsaften. In einen Mixer füllen und mit Mango und Limettensaft sämig mischen. Nach Belieben mit etwas Wasser verdünnen.

GESUNDHEITLICHER NUTZEN
*Limetten besitzen viel **Vitamin C** und **Bioflavonoide**, die die Leberfunktion und damit die **Entgiftung fördern**. Sie **kräftigen die Blutgefäße** und tragen zu einer **strahlenden, gesunden Haut** bei. Als **gute Quelle für Limonene** können sie **vor Krebs schützen** und mit ihrem **Pektingehalt den Cholesterinspiegel senken**. Das Enzym **Bromelin** aus der Ananas **unterstützt Ihr Verdauungssystem**.*

Nährwerte pro Portion: *Kalorien 144 kcal • Protein 2,3 g • Kohlenhydrate 33,6 g [darunter 31,5 g Zucker] • Fett 2 g*

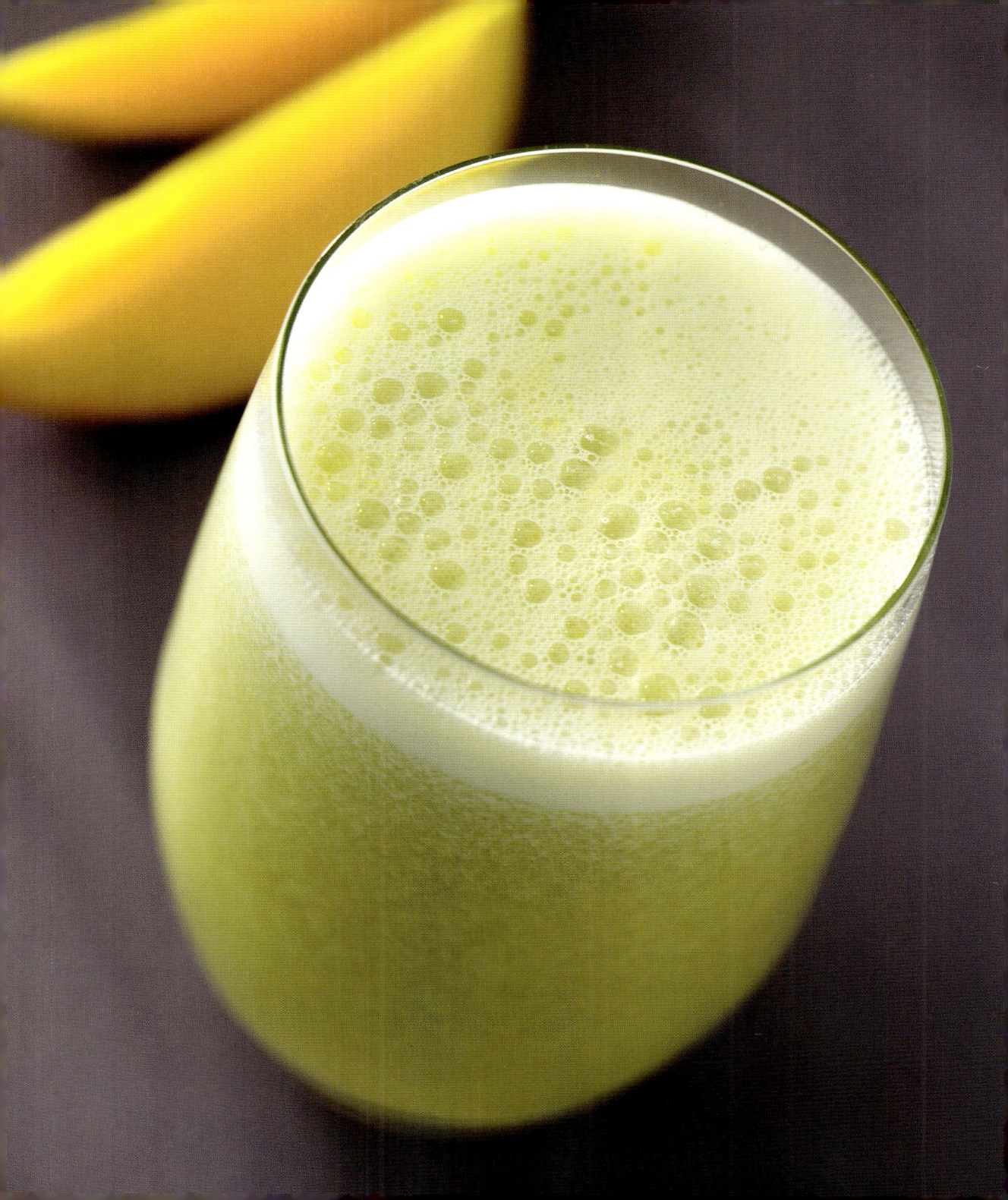

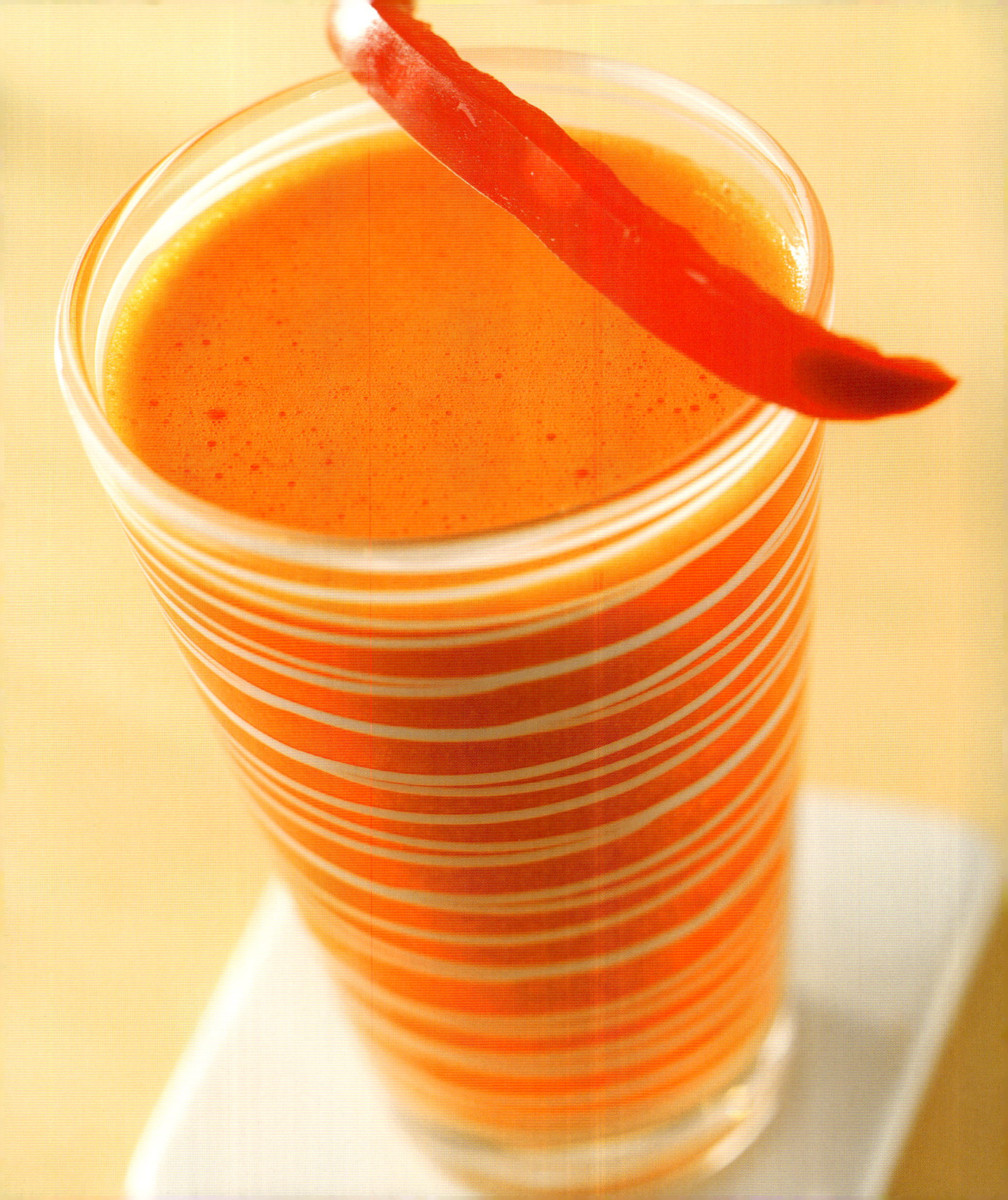

< Paprikasaft

Dieser cremig-süße Saft liefert dank
eines Löffels Tahin (Sesampaste)
zusätzlich Protein und essenzielle
Fettsäuren. Sie helfen Ihnen dabei,
den Tag über gut durchzuhalten und
unterstützen Ihren Stoffwechsel.

**1 rote Paprikaschote, halbiert, Samen
und Scheidewände entfernt, plus etwas
zum Garnieren • 2 Möhren • ½ Süßkartoffel • 1 TL Tahin**

Paprika, Möhren und Süßkartoffel
zusammen entsaften. Den Saft in den
Mixer füllen und mit dem Tahin cremig
mischen. Mit einer Paprikaspalte garniert
servieren.

GESUNDHEITLICHER NUTZEN
*Rote Paprikaschoten enthalten viel **Lycopen,
das Schutz vor Krebs bieten kann,** und **Beta-
Carotin sowie Vitamin C fürs Immunsystem.**
Diese **bekämpfen Infektionen, schützen die
Lungen und sorgen für die Gesundheit der
Haut.** Tahin liefert auch viel **Kalzium und
Magnesium für gesunde Knochen.***

Nährwerte pro Portion: *Kalorien 221 kcal •
Protein 4,2 g • Kohlenhydrate 43,4 g
[darunter 18,5 g Zucker] • Fett 4,5 g*

Apfel-Bananen-Karamell

Einfach, aber wirksam ist dieser Drink
mit seinem wunderbaren Karamell-
aroma, das das Mesquite-Pulver
beisteuert. Das Pulver ist bekannt
dafür, den Blutzucker zu regulieren,
die Insulinfunktion zu verbessern und
die Glukoseabgabe in die Zellen zu
verlangsamen – das alles hilft gegen
Heißhungerattacken. Verwendet man
Datteln zum Süßen, bekommt man
dazu noch lösliche Ballaststoffe, was
wiederum die Freisetzung von Zucker
ins Blut drosselt.

**1½ Äpfel • 1½ kleine Bananen •
3 Datteln • 1 TL Mandelmus •
1 EL Mesquite-Pulver**

Äpfel entsaften. In den Mixer füllen und
mit den übrigen Zutaten mischen. 125 ml
Wasser zugeben und sämig mischen.

GESUNDHEITLICHER NUTZEN
*Mesquite-Pulver ist ein traditionelles „**Superfood**" Nordamerikas, das aus den gemahlenen
Samenhülsen des Mesquitebaums hergestellt
wird. Es ist ein proteinreiches Lebensmittel,
das viele Mineralstoffe wie **Kalzium, Magnesium, Eisen und Zink liefert.***

Nährwerte pro Portion: *Kalorien 257 kcal •
Protein 5,2 g • Kohlenhydrate 48,5 g
[darunter 38,5 g Zucker] • Fett 3,6 g*

Papaya-Kracher >

Fühlen Sie sich schlapp? Dann probieren Sie es mit diesem Enzymbeschleuniger! Ananas und Papaya liefern Bromelin und Papain – beides Enzyme, die die Verdauung anheizen und die Absorption und Aufnahme von Nährstoffen im Darm fördern.

150 g Ananas, geschält • 2 Selleriestangen • 2 Minzblättchen, plus ein Zweig zum Garnieren • ½ Papaya, entkernt und geschält

Ananas, Sellerie und Minzblättchen entsaften. Den Saft mit Papaya in den Mixer füllen und sämig mischen. Mit Wasser nach Belieben verdünnen und mit dem Minzezweig dekorieren.

GESUNDHEITLICHER NUTZEN
*Die beruhigend und schmerzlindernd wirkende Minze ist eine **gute Verdauungshilfe, die bei vielen Verdauungsproblemen angewendet wird,** wie Magenverstimmungen, Blähungen und Darmkrämpfen. Sie wird auch gerne beim **Reizdarmsyndrom** eingesetzt und bei **abdominalen Krämpfen und Schmerzen.***

Nährwerte pro Portion: Kalorien 94 kcal • Protein 1,9 g • Kohlenhydrate 21,3 g [darunter 14,9 g Zucker] • Fett 0,5 g

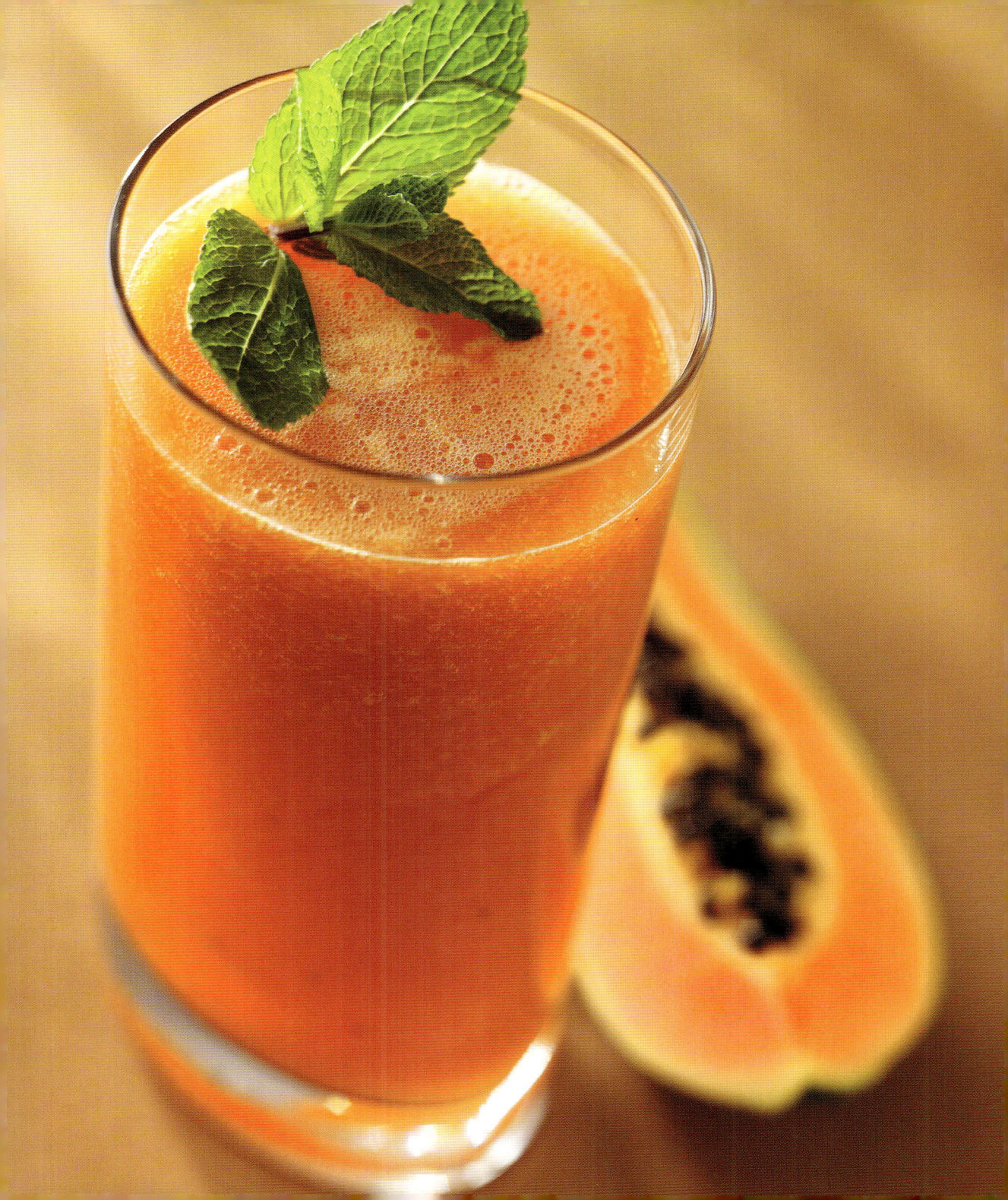

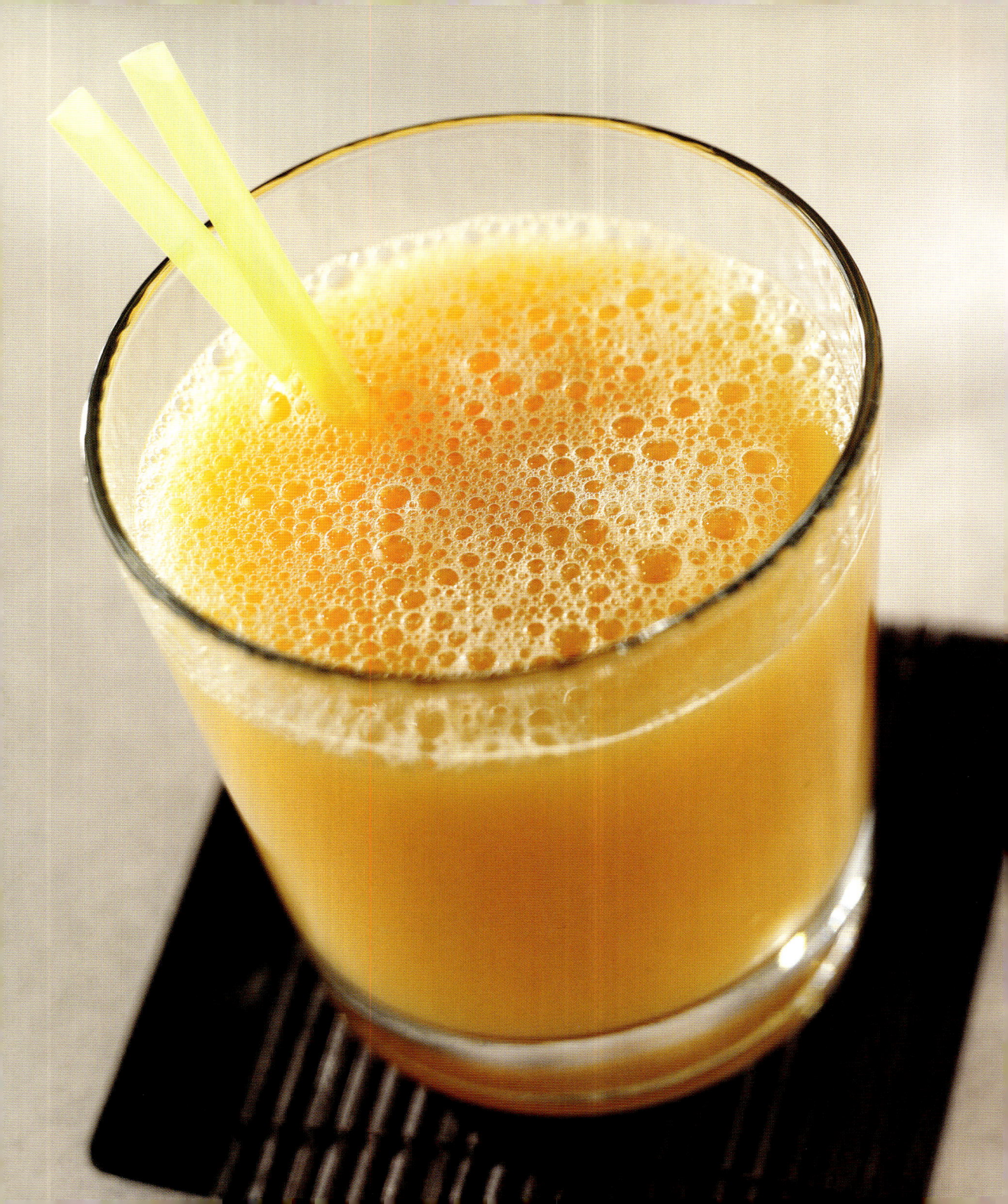

< Gelbe Wurzeln

Ein reinigender und dabei erfrischender Saft, der den Flüssigkeitshaushalt ausgleicht und Wassereinlagerungen vermindert. Die Prise Ingwer lindert Verdauungsprobleme und Übelkeit, die aus überbordenden Schlemmereien resultiert, während ein Löffel voll probiotischem Pulver die Darmgesundheit fördert.

1 Birne • 2 Pastinaken • 115 g Sellerieknolle, geschält • 200 g Cantaloupe-Melone, geschält • 1 cm Ingwer, geschält • 1 TL probiotisches Pulver

Alle Zutaten bis auf das probiotische Pulver entsaften, dann das Pulver einrühren.

GESUNDHEITLICHER NUTZEN
*Pastinaken besitzen viel natürlichen Zucker, der Ihnen **Energie liefert**. Außerdem besitzen sie die **Antioxidantien Vitamin C und E** und einige Phytochemikalien, die **freie Radikale bekämpfen, die im Alterungsprozess entstehen**. **Kalium** reguliert den Flüssigkeitshaushalt.*

Nährwerte pro Portion: Kalorien 181 kcal • Protein 4,5 g • Kohlenhydrate 38,8 g [darunter 31,2 g Zucker] • Fett 1,7 g

Würziger Sellerie

Mischen Sie sich diesen Drink an solchen Tagen, an denen Sie nur Leichtes essen wollen. Die Kombination aus Birnen, Sellerie und Fenchel tut Gutes für Ihre Darmgesundheit. Alles in allem ein toller Saft zum Ausgleich des Flüssigkeitshaushalts und bei Völlegefühl.

3 Selleriestangen • ½ Fenchelknolle • ½ Salatgurke • 2 Salbeiblättchen • 1 Oreganostängel • 2 Birnen • Worcestershiresauce oder Tamari-Sojasauce

Alle Zutaten bis auf die Sauce zusammen entsaften. Mit einem Schuss Worcestershire- oder Sojasauce servieren.

GESUNDHEITLICHER NUTZEN
*Oregano ist ein Würzkraut, das besonders **reich an Antioxidantien ist – seine Schutzwirkung ist viermal so hoch wie bei der gleichen Gewichtsmenge an Heidelbeeren**. Es ist dafür bekannt, **gefährliche Bakterien, Viren und Pilze** (darunter auch Candida albicans) **zu bekämpfen** und die **Gesundheit der Atemwege zu fördern**.*

Nährwerte pro Portion: Kalorien 151 kcal • Protein 2,9 g • Kohlenhydrate 34,5 g [darunter 32 g Zucker] • Fett 0,9 g

Grüner Zitrusdrink

Tangelo, eine aus Jamaica stammende Zitrusfrucht, ist eine gute Quelle für lösliche Ballaststoffe und Mineralstoffe. Wenn Sie diese Frucht nicht bekommen, dann können Sie sie auch durch weiße Grapefruit ersetzen. Beide Früchte haben eine reinigende Wirkung und sorgen für einen zarten, strahlenden Teint. Dieser Drink mit seinen schützenden Antioxidantien gibt Ihnen Schwung an tristen und stressigen Tagen.

2 Orangen, geschält • 1 Tangelo oder weiße Grapefruit, geschält • 1 Zucchini • 3 Brokkoliröschen • 1 cm Ingwer, geschält

Alle Zutaten zusammen entsaften und gut umrühren.

GESUNDHEITLICHER NUTZEN
*Zitrusfrüchte sind für ihre positive Wirkung auf das Immunsystem bekannt, denn sie sind prallvoll mit **Bioflavonoiden und Vitamin C**, die die **Aktivität der weißen Blutkörperchen erhöhen**. Und der Ingwer in diesem Saft **stimuliert Verdauung und Blutkreislauf**.*

Nährwerte pro Portion: Kalorien 166 kcal • Protein 7,2 g • Kohlenhydrate 33,7 g [darunter 31,7 g Zucker] • Fett 1,2 g

Mandarinen-Mango-Lassi >

Mit Dosenfrüchten ist dieser tropisch-erfrischende Drink in Windeseile zubereitet. Das Protein aus den Cashewkernen sorgt für ein lang anhaltendes Sättigungsgefühl. Trinken Sie den Saft am Ende eines anstrengenden Tages oder als Snack nach dem Training.

80 ml Kokosmilch • ¼ Mango, geschält, entsteint und gehackt • 125 g Mandarinen aus der Dose • 15 g Cashewkerne • ½ TL Kardamomsamen • Eiswürfel zum Servieren

Mandarinen abgießen und 80 ml Saft aufbewahren. Alle Zutaten bis auf die Eiswürfel mit dem zurückbehaltenen Saft cremig mischen, über die Eiswürfel gießen und servieren.

GESUNDHEITLICHER NUTZEN
*Cashewkerne sind echte **Muntermacher**. Mit ihrem **hohen Gehalt an Kupfer und Eisen** sind sie an der Bildung roter Blutkörperchen beteiligt. Und als gute Quelle für **Magnesium und Kalzium stärken sie die Knochen und entspannen die Muskeln**, während das darin enthaltene **Protein Muskelaufbau und -reparatur begünstigt**.*

Nährwerte pro Portion: Kalorien 191 kcal • Protein 4,5 g • Kohlenhydrate 27,9 g [darunter 24,5 g Zucker] • Fett 7,7 g

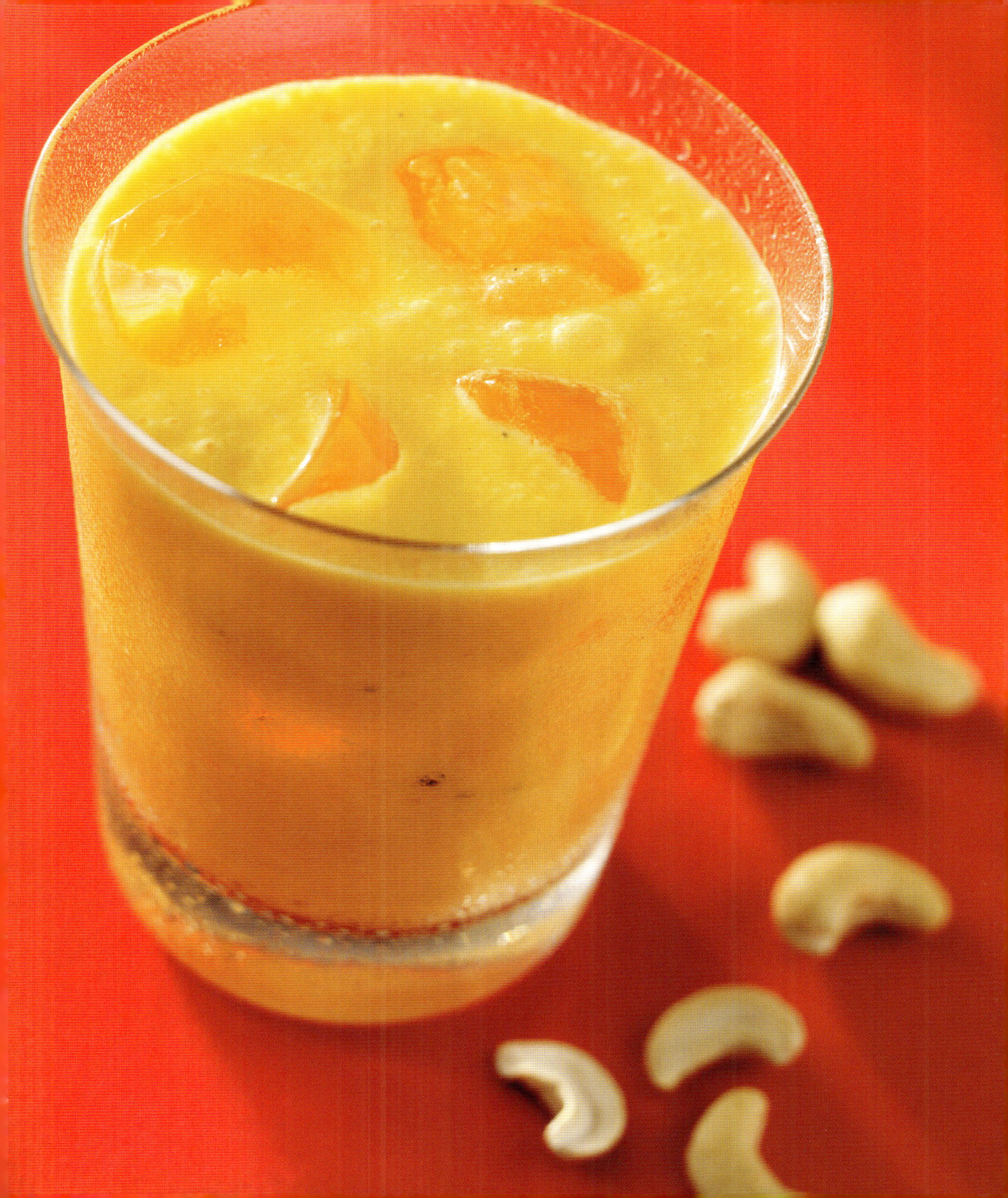

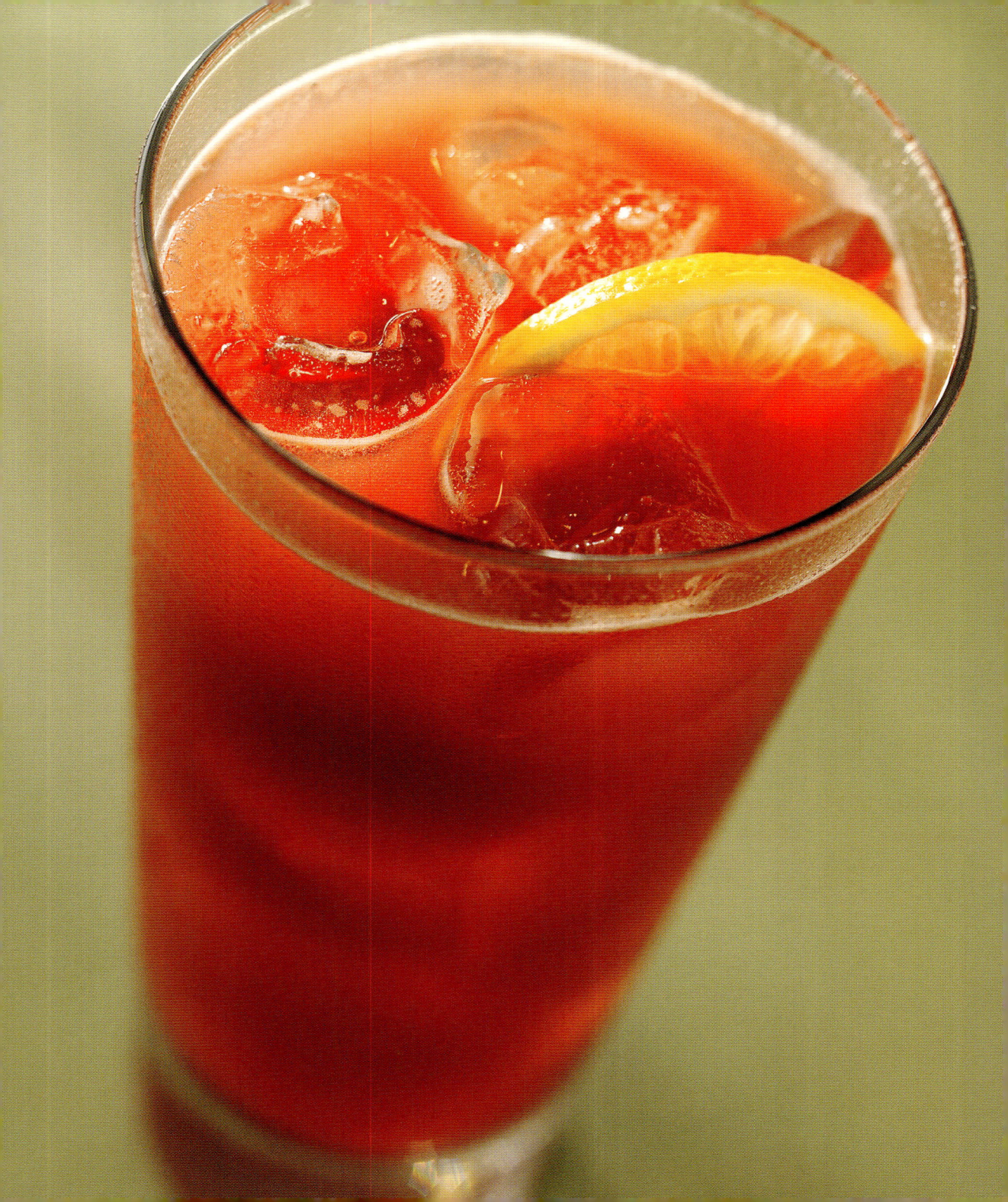

KAPITEL 4

Schönheitsdrinks

Sei es, dass Sie Cellulite oder Falten mindern wollen oder sich einen reineren Teint wünschen: Mit diesen Säften ist der Erfolg auf Ihrer Seite. Ihre Haut ist eines der zentralen Organe im Entgiftungssystem des Körpers – nur ein Drink täglich kann ihren Reinigungsprozess beschleunigen, ihre Klarheit und Beschaffenheit positiv beeinflussen und die Kollagenbildung fördern. Daneben kann der tägliche Saft mehr Glanz in Ihr Haar bringen. Jeder der leckeren Säfte in diesem Kapitel ist prall gefüllt mit Nährstoffen, die Ihren Teint gesund und strahlend aussehen lassen, Ihr Haar zum Glänzen bringen und die Nägel kräftigen. Beginnen Sie mit dem fruchtigen Aprikosen-Pfirsich-Shake, um Hautunreinheiten auszumerzen und der Haut einen glänzenden Schimmer zu verleihen. Anderntags können Sie mittags den süßen Purpur-Mix genießen, der Ihre Haut vor freien Radikalen schützt. Diese und alle anderen Säfte in diesem Kapitel sind die perfekte Schönheitspflege von innen, so lecker wie effektiv.

< Trauben-Zitronen-Putzer, Seite 125

Das Schönheitsdrink-Programm

Die meisten Frauen, die ich kenne – und dazu zähle ich mich selbst –, verwenden viel Zeit und Geld mit Schönheitsprodukten, die von außen wirken. Wir kaufen Kosmetika, die versprechen, Altersanzeichen zu reduzieren, Makel zu verdecken oder Glanz ins Haar zu bringen.

Dabei kann das, was Sie zu sich nehmen, einen viel tiefgreifenderen Einfluss auf Ihre äußere Erscheinung haben. Wenn Sie Ihren Körper mit den richtigen Nährstoffen versorgen, dann werden Haut und Haar vor Gesundheit strotzen. Und was ist einer der einfachsten Wege, die Zufuhr dieser Nährstoffe zu erhöhen? Natürlich, es sind die Schönheitsdrinks, die Sie in Ihren Alltag integrieren können.

Ihre Haut ist Ihr größtes Organ und gleichzeitig der Haupt-Ausscheidungsweg für Toxine. Der Haut sieht man eine unausgewogene Ernährungsweise meistens als Erstes an: Pickel, trockene Haut und andere Makel können ein Hinweis darauf sein, dass Ihr Körper nicht optimal versorgt ist. Eine Ernährung mit viel Obst und Gemüse unterstützt die Leber in ihrer Funktion, Gifte auszuscheiden, was Ihre Haut reiner macht. Vitamin C spielt beim Aufbau von Kollagen und Elastin eine wichtige Rolle, dadurch bleibt Ihre Haut elastisch und wirkt jünger. Die verbesserte Ernährung sorgt dafür, dass sich neue Hautzellen in tieferen Schichten der Epidermis (der oberen Hautschicht) bilden. Innerhalb von vier Wochen werden diese frischen Zellen an die Hautoberfläche transportiert – Sie wirken jünger.

Nährstoffe für die Haut Viele Säfte in diesem Kapitel enthalten essenzielle Fettsäuren, die in Nüssen, Samen, Kernölen und Avocado vorkommen. Die Körperzellen nehmen diese gesunden Fettsäuren auf, um Haut und Haar mit Feuchtigkeit zu versorgen. Im Zusammenspiel mit vielen Antioxidantien wirken sie entzündungshemmend, was bei vielen Hautproblemen wie Ausschlägen, Ekzemen oder Psoriasis wichtig ist. Haben Sie trockene Haut oder Schuppen, hilft Biotin (ein B-Vitamin), das u. a. in Nüssen, Avocados und bestimmten Früchten und Gemüse wie Tomaten und Möhren vorhanden ist. Nüsse und Naturjoghurt enthalten Zink, das die Narben- und Wundheilung fördert. Haben Sie Probleme mit Akne oder Hautunreinheiten, dann produziert Ihre Haut möglicherweise zu viel Talg, ihr natürliches Feuchtigkeitsmittel. Vitamin A (in vielen Gemüse- und Obstsorten wie Möhren, Blattgemüse und Cantaloupe-Melonen) kann dabei helfen, die Talgproduktion zu drosseln.

Für eine langfristig gesunde und strahlende Erscheinung benötigen Sie ausreichend Protein, das bei Aufbau und Reparatur von Haut und Nägeln und kräftigem Haar unterstützt. Dafür enthalten viele Säfte in diesem Kapitel Proteine in Form von Joghurt, Nüssen und Samen.

Anwendung der Säfte Für eine möglichst hohe Wirksamkeit empfehle ich Ihnen, zwei bis drei Säfte täglich über mindestens vier Wochen zu trinken. Sie können sie mit sämtlichen Säften aus den Diätprogrammen kombinieren oder einfach zusätzlich zu Ihrer normalen gesunden Ernährung genießen. Wählen Sie die Säfte, die Ihre speziellen Schönheitsziele berücksichtigen, oder halten Sie die Auswahl bewusst groß, um von allen Vorteilen zu profitieren.

Schönheitsdrink-Beispieltag

Frühstück Aprikosen-Pfirsich-Shake **(Seite 114)**
Vormittagssnack
Gemüsesticks mit Guacamole-Dip
Mittags Omelette aus 2 Eiern mit gehackten bunten Paprikaschoten,

1 Handvoll Spinat und 2 gehackten Tomaten; gemischter Salat.
1 Schälchen Heidelbeeren mit 1 EL fettarmem Naturjoghurt
Nachmittagssnack
Botox von innen **(Seite**

122); 1 Handvoll Kürbiskerne
Abends Wundheiler **(Seite 117)**. Gegrillter Lachs mit gedämpftem Brokkoli, Möhren, Spargel und 1 gebackenen Süßkartoffel

Aprikosen-Pfirsich-Shake

Die Kombination aus Früchten und Soja liefert viel energetisierendes Beta-Carotin und Protein, das die Haut schützt und heilt. Sind Sie von Cellulite betroffen, dann können das Lecithingranulat und die Omega-Fettsäuren den Fettabbau unterstützen und den Stoffwechsel fördern.

150 g Ananas, geschält • 2 frische Aprikosen, entsteint • 1 kleiner Pfirsich, entsteint • 115 g Seidentofu • 1 TL Lecithingranulat • 1 TL Omega-3/6/9-Fettsäuren oder Leinsamenöl

Ananas entsaften. Den Saft zusammen mit den übrigen Zutaten in den Mixer geben und weich und cremig mischen.

GESUNDHEITLICHER NUTZEN
*Lecithingranulat, das aus Sojabohnen hergestellt wird, **kann den Fettaufbau beschleunigen**. Das macht es zu einem guten Mittel zur **Gewichtsabnahme und Cholesterinsenkung**. Die **Funktion von Leber und Gallenblasen wird unterstützt**. Das im Lecthin enthaltene Phosphatidylcholin ist eine essenzieller Bestandteil der Zellmembran. Als Nahrungsergänzung wird es in Cholin umgewandelt, einen **wichtigen Nährstoff für die Gehirnfunktion**.*

Nährwerte pro Portion: *Kalorien 220 kcal • Protein 11,3 g • Kohlenhydrate 27 g [darunter 25,3 g Zucker] • Fett 8,3 g*

Purpur-Mix >

Dieser wunderbar dicke, tiefrote Saft schützt vor oxidativen Schäden, die mit dem Alterungsprozess einhergehen. Die Beeren liefern eine Menge löslicher Ballaststoffe, was die Ausscheidung von Stoffwechselprodukten fördert und für einen strahlende Erscheinung sorgt.

1 rohe Rote Bete • 1 Apfel • 175 g Beeren, wie Heidelbeeren und Himbeeren, plus 2–3 Beeren zum Garnieren

Rote Bete und Apfel entsaften, dann den Saft zusammen mit den Beeren in den Mixer füllen. 100 ml Wasser zufügen und sämig mischen. Mit frischen Beeren dekorieren.

GESUNDHEITLICHER NUTZEN
*Beeren sind eine gute Quelle für **Anthocyanidine**. Das sind Antioxidantien, die die Wirksamkeit von **Vitamin C** erhöhen, das bei der Produktion von Kollagen eine wichtige Rolle spielt und damit für einen **rosigen Teint** sorgt.*

Nährwerte pro Portion: *Kalorien 102 kcal • Protein 2,2 g • Kohlenhydrate 23,8 g [darunter 22,6 g Zucker] • Fett 0,5 g*

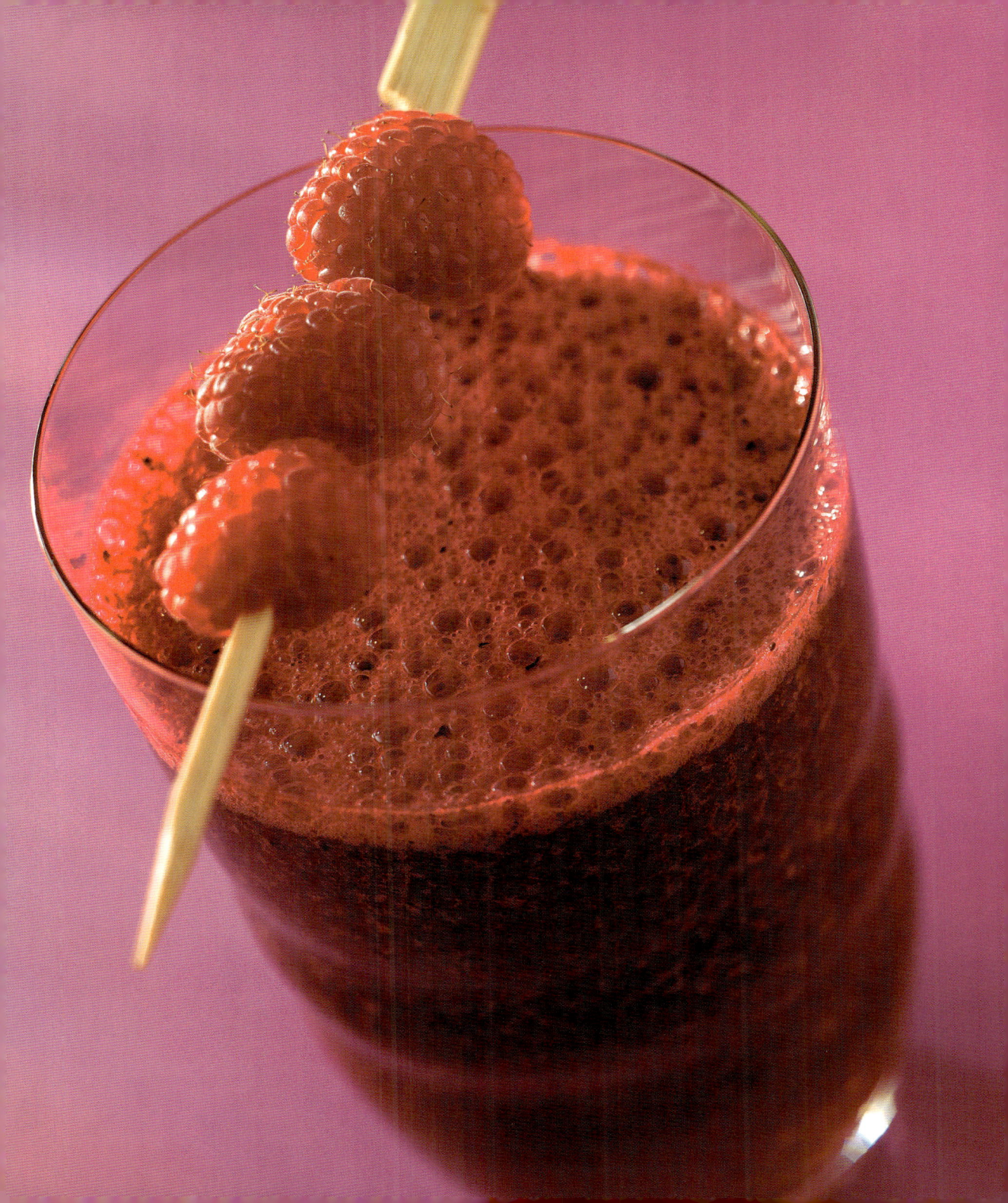

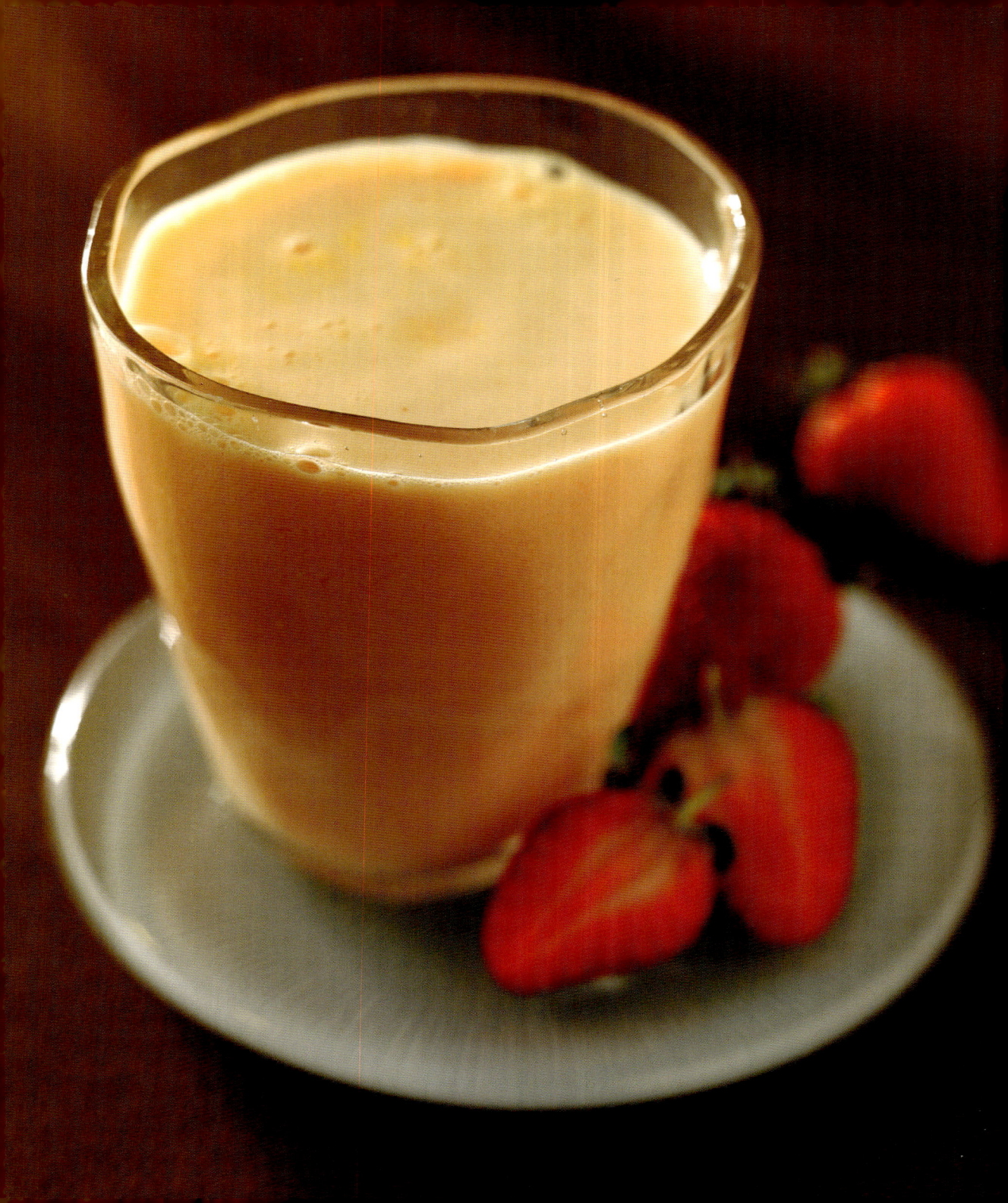

< Wundheiler

Das Mangofruchtfleisch steuert eine große Menge Ballaststoffe bei, sodass dieser Drink sehr effektiv zur Ausscheidung von Stoffwechselprodukten aus dem Körper beiträgt – das lässt Ihren Teint jung und strahlend aussehen. Zink und Vitamin A spielen eine große Rolle bei der Wundheilung – dieser Saft liefert viel von beidem.

150 g Ananas, geschält • 75 g Erdbeeren • ½ Mango, geschält, entsteint und gehackt • 5 EL fettarmer Naturjoghurt • 1 TL Leinöl

Ananas und Erdbeeren entsaften. Den Saft in einen Mixer geben und mit dem Rest der Zutaten weich und cremig mischen.

GESUNDHEITLICHER NUTZEN
*Leinöl ist eine der besten pflanzlichen Quellen für **Omega-3-Fettsäuren**, die **ausschlaggebend für die Funktion der Zellen** sind und die metabolische Rate des Körpers erhöhen. Das **unterstützt die Fettverbrennung**.*

Nährwerte pro Portion: *Kalorien 193 kcal • Protein 5,2 g • Kohlenhydrate 35,8 g [darunter 33,9 g Zucker] • Fett 4,3 g*

Malibu

Vollgepackt mit Vitamin C, besonders aus der Guave und der Limette, leistet dieser Drink gute Arbeit bei der Kollagen- und Elastinproduktion. Das lässt Ihre Haut jung und straff aussehen

1 Guave • 1 Limette, geschält • 150 g Ananas, geschält • 150 ml Kokosmilch • ½ Papaya, geschält und entkernt • 1 Prise gemahlener Muskat • 1 Prise Zimt • Eiswürfel und Limettenzesten zum Servieren

Guave, Limette und Ananas entsaften. Den Saft in den Mixer füllen und mit Kokosmilch, Papaya, Muskat und Zimt cremig mischen. Auf den Eiswürfeln mit Limettenzeste garniert servieren.

GESUNDHEITLICHER NUTZEN
*Ananas und Papaya sind beide reich an **Verdauungsenzymen** und **beschleunigen die Ausscheidung von Stoffwechselprodukten**, gute Voraussetzungen für **reine und frische Haut**. **Kokosmilch hat entzündungshemmende Eigenschaften**, das macht sie bei Hautausschlägen besonders hilfreich.*

Nährwerte pro Portion: *Kalorien 134 kcal • Protein 2,4 g • Kohlenhydrate 30,3 g [darunter 25,6 g Zucker] • Fett 1,2 g*

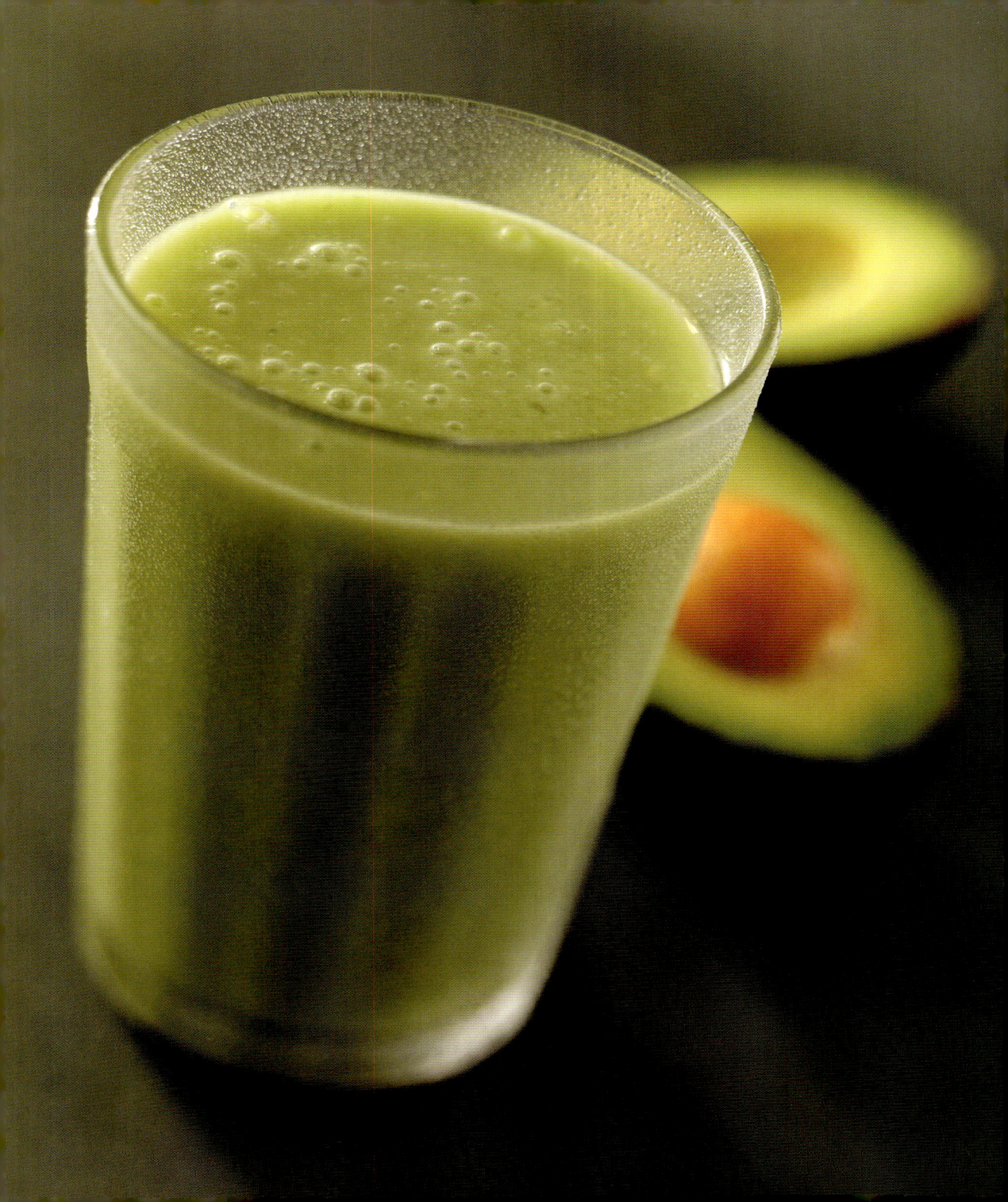

< Grüner Durst-
löscher

Haben Sie Probleme mit trockener Haut und trockenem Haar? Dann gehen Sie mit diesem köstlichen inneren Feuchtigkeitsspender dagegen an. Mit gesunden Fettsäuren, Vitamin C und E sowie Wasser versorgt Sie dieser Drink mit viel Feuchtigkeit, bringt Ihren Teint zum Strahlen und Ihr Haar zum Glänzen.

½ Salatgurke • 3 Kiwis, geschält • ½ Avocado, geschält und entsteint • 1 EL Zitronensaft • 2 Zitronenmelissenblätter • 1 Handvoll Eiswürfel

Gurke und Kiwis entsaften. Den Saft in einen Mixer füllen und mit den übrigen Zutaten mischen.

GESUNDHEITLICHER NUTZEN
*Zitronenmelisse wirkt **beruhigend und gemütsaufhellend** und **schützt damit vor stressbedingten Hautirritationen.** Daneben hat sie **histaminhemmende Eigenschaften,** sodass sie **Hautentzündungen lindern** kann.*

Nährwerte pro Portion: *Kalorien 200 kcal • Protein 4,1 g • Kohlenhydrate 22,7 g [darunter 20,3 g Zucker] • Fett 10,8 g*

Heiße Pflaume

Ein schöner Teint ist abhängig vom Ausscheidungssystem Ihres Körpers, also Haut und Verdauungssystem. Dieser Saft liefert viele hautfreundliche Antioxidantien, die Angriffe von Giften auf die Haut abwehren können und viele Ballaststoffe, die die Verdauung verbessern.

2 Äpfel • 1 cm Ingwer, geschält • 6 entsteinte Backpflaumen • 2 Sternanis • 8 Kardamomkapseln

Äpfel und Ingwer entsaften. Den Saft in einen Mixer füllen und mit 125 ml Wasser und den Backpflaumen weich und cremig mischen. Mit den Gewürzen in einen Topf geben, aufkochen, dann die Hitze reduzieren und 5 Minuten sanft köcheln lassen. Leicht abkühlen lassen, dann durch ein Sieb gießen und servieren.

GESUNDHEITLICHER NUTZEN
*Kardamon, Sternanis und Ingwer sind **wärmende, stimulierende Gewürze,** die den **Kreislauf ankurbeln und Verdauungsprobleme** wie Blähungen und Übelkeit **lindern.** Als Verdauungshelfer unterstützen sie die **Reinigung des Körpers,** was zu einem strahlenden Hautbild verhilft.*

Nährwerte pro Portion: *Kalorien 89 kcal • Protein 1,5 g • Kohlenhydrate 21,8 g [darunter 20,6 g Zucker] • Fett 0,4 g*

Kaki-Smoothie

Wirken Haar, Augen und Haut ein wenig matt? Bringen Sie sie mit diesem Smoothie voller Protein und Vitaminen zum Schimmern! Tofu und Sojamilch liefern Phytoöstrogene, das sind natürliche Pflanzenhormone, die bei PMS und menopausalen Symptomen helfen – Beschwerden, die häufig auch die Gesundheit der Haut beeinträchtigen.

2 Kaki, geschält • 2 Äpfel • 50 g Seidentofu • 60 g Mango, geschält, entsteint und gehackt • 150 ml Sojamilch

Kaki und Äpfel entsaften. Den Saft in den Mixer geben und mit den übrigen Zutaten cremig mischen.

GESUNDHEITLICHER NUTZEN
*Kakis besitzen **viele Antioxidantien**, darunter Vitamin C, Beta-Carotin, Lycopen, Lutein und Zeaxanthin. All das sind wertvolle Nährstoffe, die die Gesundheit von Haut und Augen bewahren, dabei **schützen sie besonders vor Maculadegeneration**. Ihr **Ballaststoffgehalt unterstützt die Ausscheidung von Stoffwechselprodukten** und **Mangan**, das der Körper für die Produktion des Enzyms Superoxid-Dismutase benötigt, eines **starken Antioxidans mit leberfördernder Wirkung**.*

Nährwerte pro Portion: Kalorien 255 kcal • Protein 9,5 g • Kohlenhydrate 46,3 g [darunter 43,3 g Zucker] • Fett 4,7 g

Hautverjünger

Dieser köstliche Orangendrink steckt prallvoll mit Beta-Carotin, der Vorstufe von Vitamin A – einem Vitamin, das an der Regelung der Talgproduktion beteiligt ist. Vitamin A ist auch als starker Anti-Ageing-Nährstoff bekannt. Zusammen mit Zink aus den Kürbiskernen unterstützt es bei der Heilung und Verjüngung der Haut.

½ Süßkartoffel • 300 g Cantaloupe-Melone, geschält • 1 Brokkoliköpfchen • ½ rote Paprikaschote, ohne Samen und Scheidewände • 2 TL Kürbiskerne

Gemüse und Früchte entsaften. Den Saft mit den Kürbiskernen in den Mixer geben und pürieren.

GESUNDHEITLICHER NUTZEN

*Kürbiskerne bringen einige Nährstoffe mit, die für die Gesundheit von Haut und Haar wichtig sind, darunter Zink, Eisen, Mangan und Protein. Sie sind ebenfalls eine **gute vegetarische Quelle für Omega-3-Fettsäuren**, die **entzündungshemmende Eigenschaften** besitzen und **die Haut frisch und strahlend wirken lassen**. Ihr **hoher Vitamin-B-Gehalt sorgt für viel Energie** und das **Protein stabilisiert den Blutzucker** und verhindert so Heißhungerattacken.*

Nährwerte pro Portion: *Kalorien 187 kcal • Protein 6,1 g • Kohlenhydrate 30,4 g [darunter 18,5 g Zucker] • Fett 5,4 g*

Hormon-Balance

Ein echter Nährstoffschub für Haut und Haar. Dieser Cocktail ist eine tolle Quelle für Protein, essenzielle Fettsäuren und Phytoöstrogene, die den Hormonhaushalt ausbalancieren und damit gegen trockene, schuppige Haut wirken und zu einem strahlenden Erscheinungsbild verhelfen.

150 g Ananas, geschält • 60 g Babyspinat oder Frühkohl • 1 kleine Banane • 2 TL Maca-Pulver • 150 ml Sojamilch • 1 TL gemahlener Leinsamen

Ananas und Spinat entsaften. Den Saft mit den übrigen Zutaten in den Mixer füllen und cremig mischen.

GESUNDHEITLICHER NUTZEN
*Leinsamen ist reich an **Lignanen**, die vom Körper in hormonähnliche Substanzen umgewandelt werden und **hormonell bedingten Hautunreinheiten vorbeugen** können. **Omega-3-Fettsäuren helfen bei der Versorgung der Körperzellen** und halten die Haut jung und straff. Gemahlener Leinsamen hat auf den ganzen Körper einen **reinigenden Effekt**.*

Nährwerte pro Portion: *Kalorien 250 kcal • Protein 9,1 g • Kohlenhydrate 43,2 g [darunter 31,5 g Zucker] • Fett 5,7 g*

Botox von innen >

Essenzielle Fettsäuren hydratisierender Früchte und Gemüse in diesem Drink polstern die Gesichtshaut auf und glätten damit Falten auf natürliche Weise. Daneben kurbelt der hohe Gehalt an Vitamin C die Kollagenproduktion an.

1 Apfel, plus 1–2 Spalten zum Garnieren • 1 Orange • ¼ Avocado, geschält, entsteint und gehackt • ½ Mango, geschält, entsteint und gehackt • 1 EL geschälte Hanfsamen • ½ TL Agavensirup • 4 EL fettarmer Naturjoghurt • Eiswürfel zum Servieren

Apfel und Orange entsaften. Den Saft zusammen mit den anderen Zutaten bis auf die Eiswürfel und die Apfelspalten in den Mixer füllen und mit 80 ml Wasser weich mischen. Auf den Eiswürfeln servieren und mit Apfelspalten dekorieren.

GESUNDHEITLICHER NUTZEN
*Naturjoghurt enthält viel **Biotin**, ein B-Vitamin, das die **Umwandlung von essenziellen Fettsäuren in wirksame Substanzen für die gesunde Haut** unterstützt.*

Nährwerte pro Portion: *Kalorien 294 kcal • Protein 10,5 g • Kohlenhydrate 37,6 [darunter 33,5 g Zucker] • Fett 12,7 g*

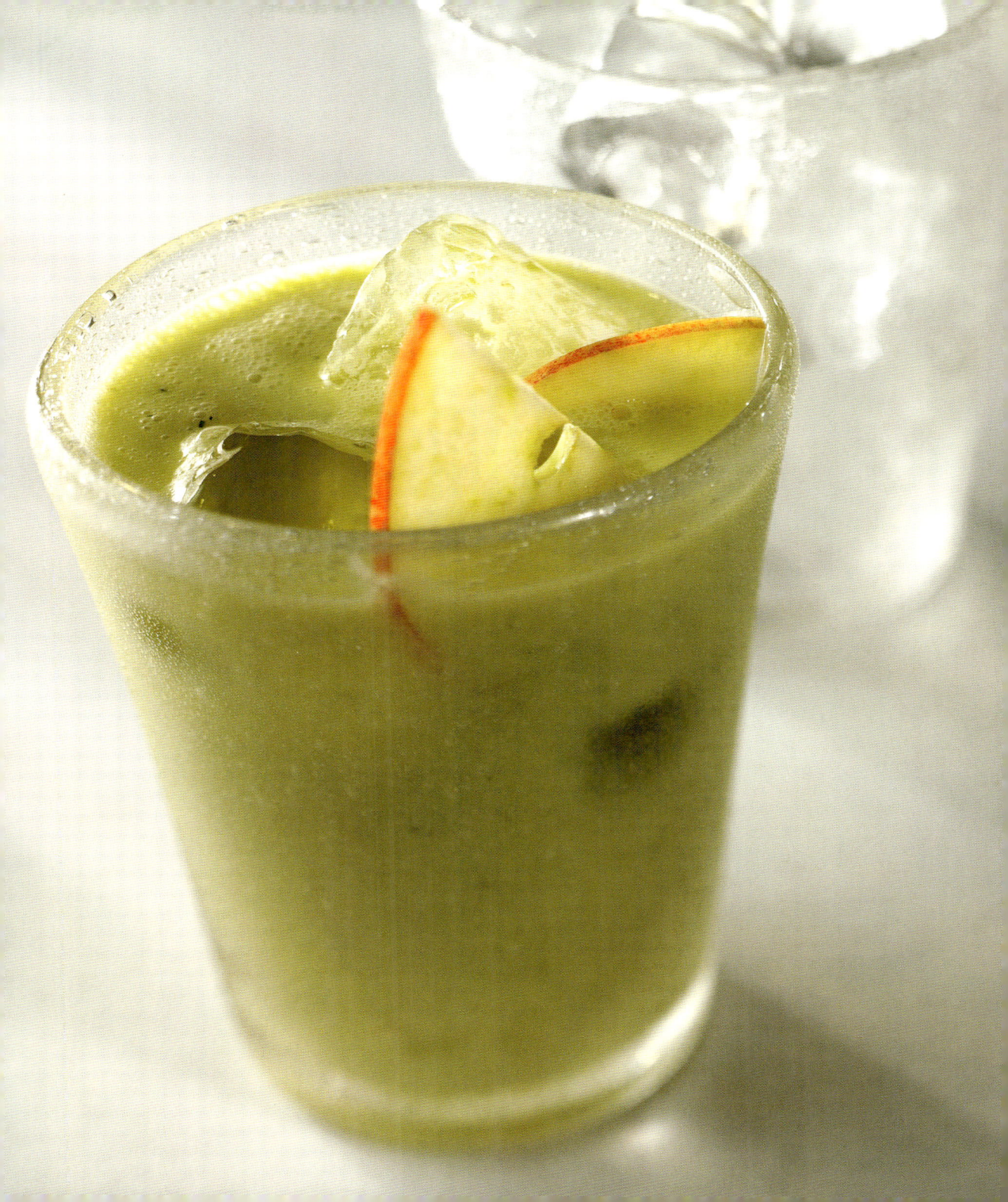

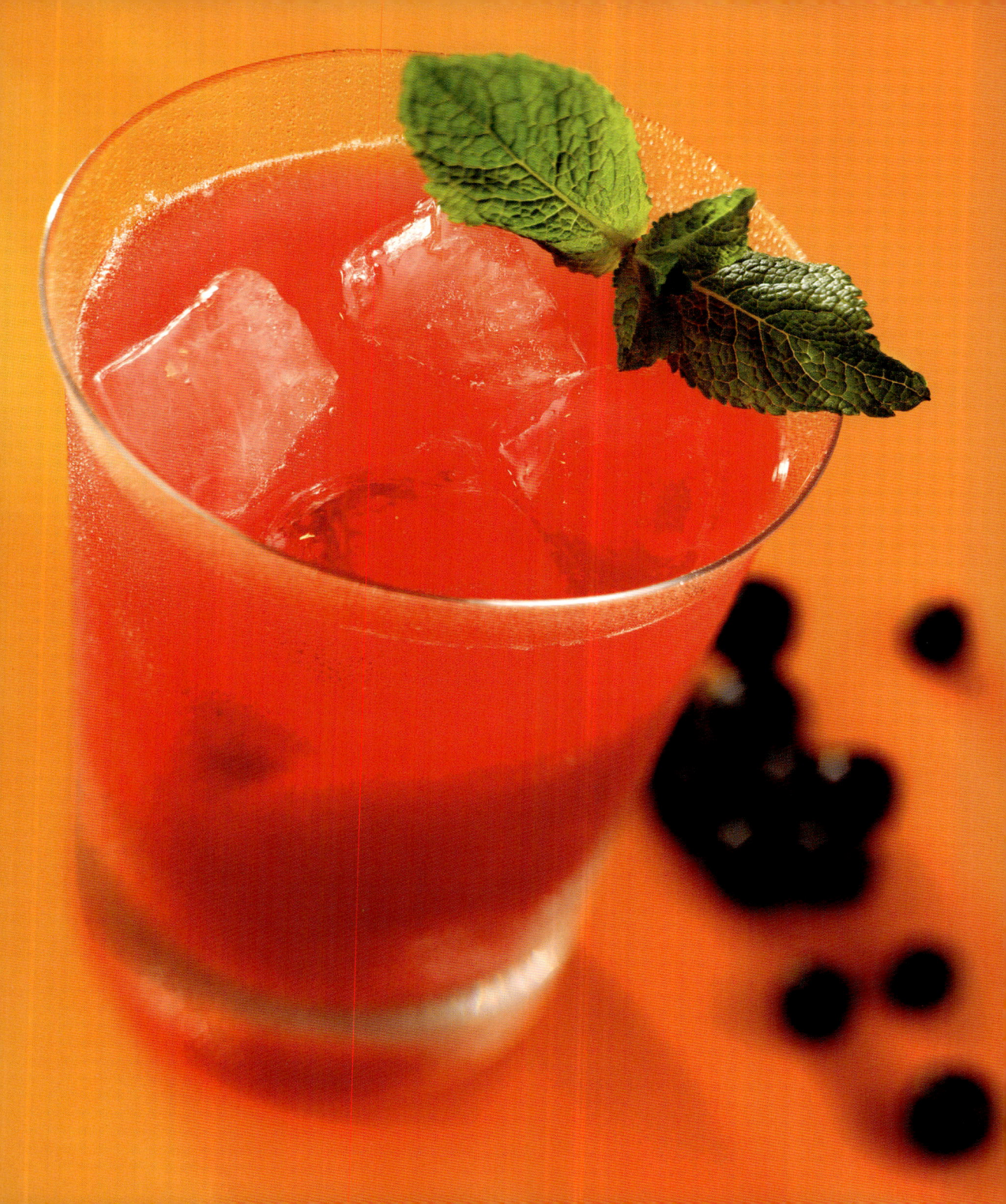

< Cassis-Birne

Mit seiner reinigenden Wirkung und dem hohen Vitamin-C-Gehalt kann dieser Drink Hautbeschwerden heilen, das Hautbild verfeinern und zum Strahlen bringen. Mit seinen Ballaststoffen unterstützt er die Verdauung und beschleunigt die Ausscheidung von Giften, was für reine Haut sorgt.

2 Birnen • 115 g schwarze Johannisbeeren • 1 pink Grapefruit, geschält • Eiswürfel und Minze zum Servieren

Alle Zutaten bis auf Eiswürfel und Minze entsaften, über die Eiswürfel gießen und mit Minze dekoriert servieren.

GESUNDHEITLICHER NUTZEN
*Schwarze Johannisbeeren haben einen sehr **hohen Gehalt an Vitamin C und Bioflavonoiden**, die der Körper für die **Kollagenproduktion** benötigt. Sie sind reich an Anthocyanidinen und Polyphenolen, das sind **Antioxidantien, die den Alterungsprozess verlangsamen, die Kapillaren stärken** und **Entzündungen hemmen** können.*

Nährwerte pro Portion: *Kalorien 200 kcal • Protein 3,2 g • Kohlenhydrate 48,5 g [darunter 46,2 g Zucker] • Fett 0,5 g*

Trauben-Zitronen-Putzer

Ein hydratisierender, reinigender Drink, der hilft, Ihre Haut zu verjüngen. Antioxidantien aus der blauen Traube stärken die Kapillaren, was Cellulite und Krampfadern lindern kann.

250 g Cantaloupe-Melone, geschält • 1 Zitrone, geschält, plus Zitronenspalten zum Garnieren • 250 g kernlose blaue Trauben • Eiswürfel zum Servieren

Alle Zutaten bis auf die Eiswürfel entsaften. Über die Eiswürfel gießen und mit einer Zitronenspalte garniert servieren.

GESUNDHEITLICHER NUTZEN
*Blaue Trauben haben einen besonders hohen Gehalt an den **Flavonoiden Quercetin und Resveratrol**, die **stark antioxidative und entzündungshemmende Wirkung** besitzen. Ihr hoher Wasser- und Ballaststoffgehalt weist sie als **gute Entgifter** aus.*

Nährwerte pro Portion: *Kalorien 226 kcal • Protein 2,8 g • Kohlenhydrate 55,9 g [darunter 53,2 g Zucker] • Fett 0,6 g*

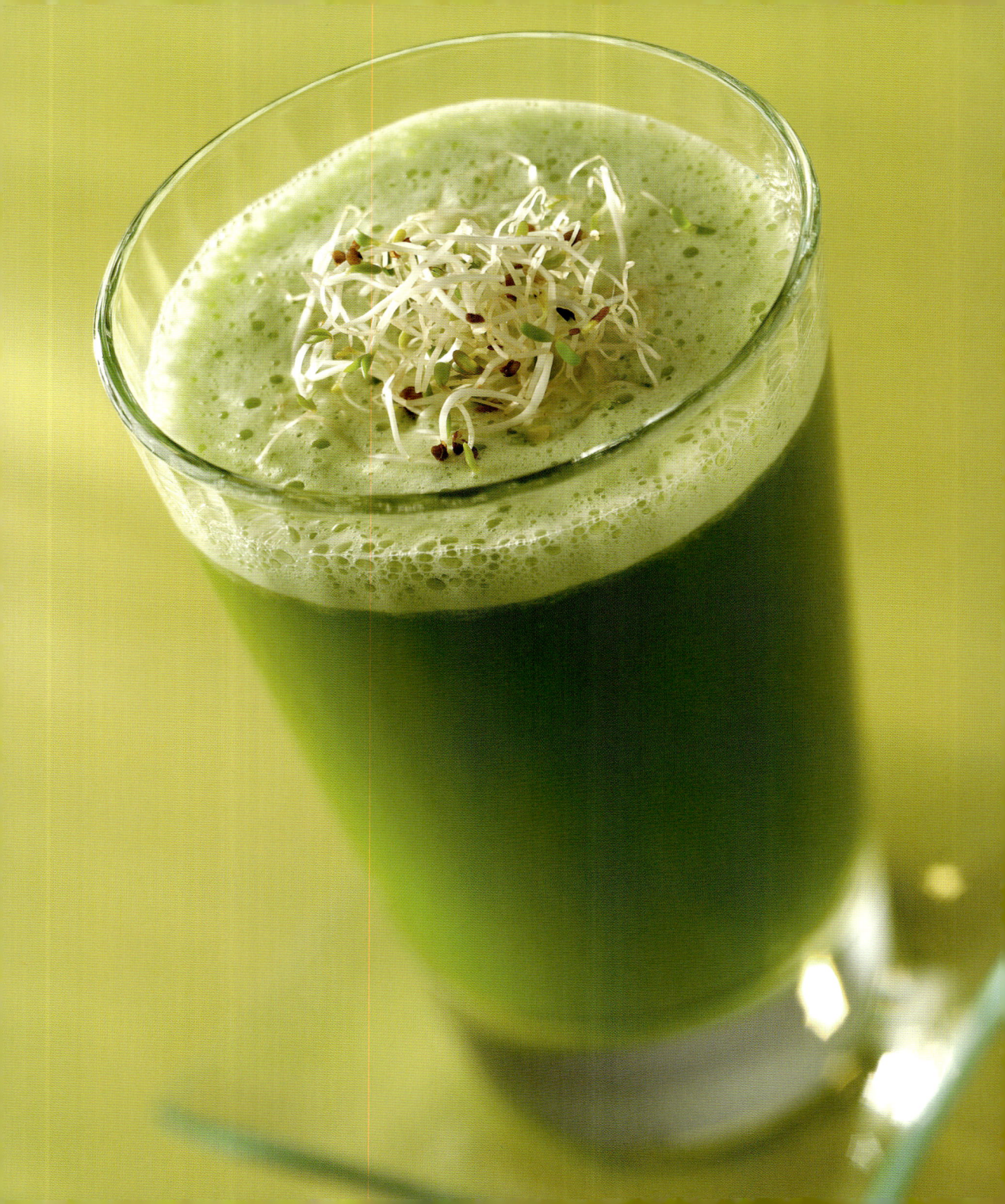

KAPITEL 5

Powerdrinks

Wenn Sie häufig unausgeruht aufwachen und manchmal glauben, tagsüber nicht durchhalten zu können, dann sind diese energetisierenden Säfte das Richtige für Sie. Jeder Saft in diesem Kapitel steckt voller Nährstoffe, die Ihnen Ihre Energie zurückbringen. Sie beinhalten nur geringe Mengen raffinierter Kohlenhydrate, aber hohe Proteinmengen, was Ihre geistige und körperliche Leistungsfähigkeit über den ganzen Tag optimieren wird – und zwar täglich. Einige der Säfte und Shakes, wie der Tofu-Power, sind geeignet, Sie schnell auf Trab zu bringen, während andere, wie der Beflügelnde Highlander, schnelle Energie aus natürlichem Zucker beinhalten, aber auch langsam verfügbare Energie aus Hafer und Nüssen liefern, die Sie von morgens bis abends fit halten. Andere wiederum sind Energieshakes, die Ihre Energiespeicher nach dem Sport wieder füllen. Alles in allem steckt dieses Kapitel voller Drinks, die Ihnen einen Energieschub verleihen. Und mithilfe des Beispielprogramms ist es ebenso leicht wie lecker, wieder in die Gänge zu kommen.

< Grüne Power, Seite 130

Das Powerdrink-Programm

In einem ständig ablaufenden Zyklus gewinnt der Körper aus Nährstoffen wie Kohlenhydraten, Fetten und Proteinen Sauerstoff, der ihm als Brennstoff dient. Damit dieser Krebs-Zyklus genannte Prozess effizient ablaufen kann, braucht der Körper Vitamine und Mineralstoffe.

Sind die Niveaus dieser lebenswichtigen Substanzen zu niedrig, kann der Krebs-Zyklus nicht reibungslos funktionieren, man fühlt sich schlapp und lustlos. Ihr Energiepotenzial wird auch davon beeinflusst, wie stark verarbeitet oder zuckerhaltig Ihre Nahrung ist. Süßigkeiten und Nahrungsmittel mit Weißmehl verursachen einen sprunghaften Anstieg des Blutzuckerspiegels, das sorgt für einen plötzlichen Energieabfall, macht Sie müde und antriebslos, schlägt auf Ihre Stimmung und vermindert Ihre Konzentrationsfähigkeit. Um den Körper mit lang anhaltender Energie zu versorgen, ist es daher wichtig, nicht nur die Nahrungsmittel aufzunehmen, die Energie produzieren, sondern auch solche, die Zucker nur langsam in den Blutkreislauf entlassen.

Powerdrink-Nährstoffe Alle Powerdrinks in diesem Kapitel wurden nach ihrem Gehalt an Nährstoffen mit hoher Energiedichte zusammengestellt. Wenn Sie sich also mit gesunden Fetten, hochwertigem Protein (z. B. aus magerem Geflügel und Fisch) und komplexen Kohlenhydraten, die in Vollkornprodukten, Früchten und Gemüse enthalten sind, ernähren und diese mit Säften aus diesem Kapitel ergänzen, versorgen Sie sich mit allem, was Sie brauchen, um sich den ganzen Tag energiegeladen zu fühlen.

Die meisten Säfte haben einen hohen Proteingehalt, der den Blutzucker stabilisiert und damit Aufs und Abs im Energieniveau verhindert. Protein spielt eine wichtige Rolle beim Muskelaufbau und unterstützt die Rekonvaleszenz des Körpers nach körperlicher Arbeit – die zu jedem Abnehmprogramm dazugehört.

Dazu liefern alle Säfte die Nährstoffe, die der Körper zur Unterstützung des Krebszyklus benötigt, darunter B-Vitamine, Vitamin C, Magnesium und Chrom.

Die Powerdrinks anwenden Wenn Sie sich schon eine ganze Weile schlapp fühlen, trinken Sie täglich zwei bis drei Powerdrinks über einen Monat, sonst trinken Sie nur einen Drink am Tag als Teil Ihrer täglichen Gesundheitsvorsorge. Im unten stehenden Kasten habe ich für Sie einen Beispieltag zusammengestellt, der Ihnen den Start in das Programm leicht macht. Der Plan ist darauf ausgelegt, sowohl Ihre geistige als auch Ihre körper-liche Energie zu erhöhen – mit Nahrungs-mitteln, die den Blutzuckerspiegel stabili-sieren und Sie munter machen. Der stabile Blutzucker sorgt für ein anhaltendes Sätti-gungsgefühl und verhindert Energieabfälle, die Sie müde und ausgelaugt machen.

Während Sie Ihre Energiespeicher wieder so weit wie möglich auffüllen, ist es wichtig, alle stark verarbeiteten Lebensmittel zu meiden, wie Weißbrot und Pasta, Süßigkeiten und Kuchen.

Der Powerdrink-Beispielplan

Frühstück Grüne Power **(Seite 130)**. Haferbrei mit fettarmer Milch, Heidelbeeren und Man-delblättchen

Vormittagssnack zucker-freie Haferkekse mit Hüttenkäse bestrichen

Mittags Beflügelnder Highlander **(Seite 138)**. Gemüse-Bohnen-Suppe (2 Personen): 1 rote Zwiebel hacken, 2 Knob-lauchzehen, 2 Selle-riestangen und 2 Möh-ren in 1 TL Olivenöl 2–3 Minuten anbraten. 800 ml Gemüsebrühe zugeben und würzen. Aufkochen, Hitze redu-zieren, abdecken und 20 Minuten weich garen. 400 g abgegossene gemischte Bohnen aus der Dose und 1 Spritzer Balsamico zugeben und durcherhitzen. Mit Hanfsamen bestreuen. Mit 1 Vollkornpita pro Person servieren.

Nachmittagssnack Scho-koladen-Sesam-Drink **(Seite 142)**

Abends Gegrilltes Lamm-steak mit gedämpftem buntem Gemüse und einer kleinen Ofen-kartoffel. 1 Schälchen Kirschen

Grüne Power

Dieser grüne Saft bringt eine bemerkenswerte Auswahl an Enzymen, Vitaminen, Mineralstoffen und Aminosäuren mit, die der Körper schnell aufnehmen kann, um ebenso schnell Energie zur Verfügung stellen zu können. Zusammen mit dem belebenden Chlorophyll ist der Drink flüssig gewordene Energie!

½ Salatgurke • 1 Apfel • 150 g Ananas, geschält • 1 große Handvoll Grünkohlblätter • 1 Handvoll Sprossen, plus etwas zum Dekorieren, oder 1 TL Weizengraspulver • 2 TL Sonnenblumenkerne

Alle Zutaten bis auf die Sonnenblumenkerne und die Sprossen zum Dekorieren entsaften. Den Saft mit den Kernen in den Mixer geben und sämig mischen. In ein Glas füllen und mit den Sprossen dekorieren.

GESUNDHEITLICHER NUTZEN
*Sonnenblumenkerne sind konzentrierte Nährstoffpakete, sie sind besonders reich an **gesundem Vitamin E, Selen und Magnesium**. Die Antioxidantien Vitamin E und Selen haben **entzündungshemmende Eigenschaften – gut für die Gelenke**. Außerdem enthalten sie **wertvolle ungesättigte Fettsäuren und Phytosterole**, die den Cholesterinspiegel senken und das **Herz schützen** können.*

Nährwerte pro Portion: *Kalorien 184 kcal • Protein 5,7 g • Kohlenhydrate 28 g [darunter 24, 7 g Zucker] • Fett 6,1 g*

Tofu-Power >

Süß, cremig und einfach lecker: Ein perfekter Smoothie für ein schnelles und sättigendes Frühstück. Reich an Vitamin C, Beta-Carotin und natürlichem Zucker sorgt er für einen schnellen Energieschub, wenn Sie morgens nicht in die Gänge kommen.

3 Orangen, geschält • 75 g Seidentofu • 4 getrocknete Soft-Aprikosen • 1 Pfirsich, entsteint, plus eine Pfirsichspalte zum Garnieren • 150 ml Sojamilch

Orangen entsaften, dann den Saft in den Mixer füllen und mit den restlichen Zutaten sämig mischen. In ein Glas füllen und mit einer Pfirsichspalte dekorieren.

GESUNDHEITLICHER NUTZEN
*Getrocknete Aprikosen sind eine konzentrierte Quelle an Nährstoffen und natürlichem Zucker, darunter **Beta-Carotin, Eisen, Kalium, Kalzium und Magnesium**. Der Blutfarbstoff Hämoglobin, der Sauerstoff im Blut transportiert, benötigt für seine Funktion Eisen, daher ist Eisen **für die Energieversorgung essenziell**.*

Nährwerte pro Portion: *Kalorien 266 kcal • Protein 14,7 g • Kohlenhydrate 40,8 g [darunter 38,2 g Zucker] • Fett 6 g*

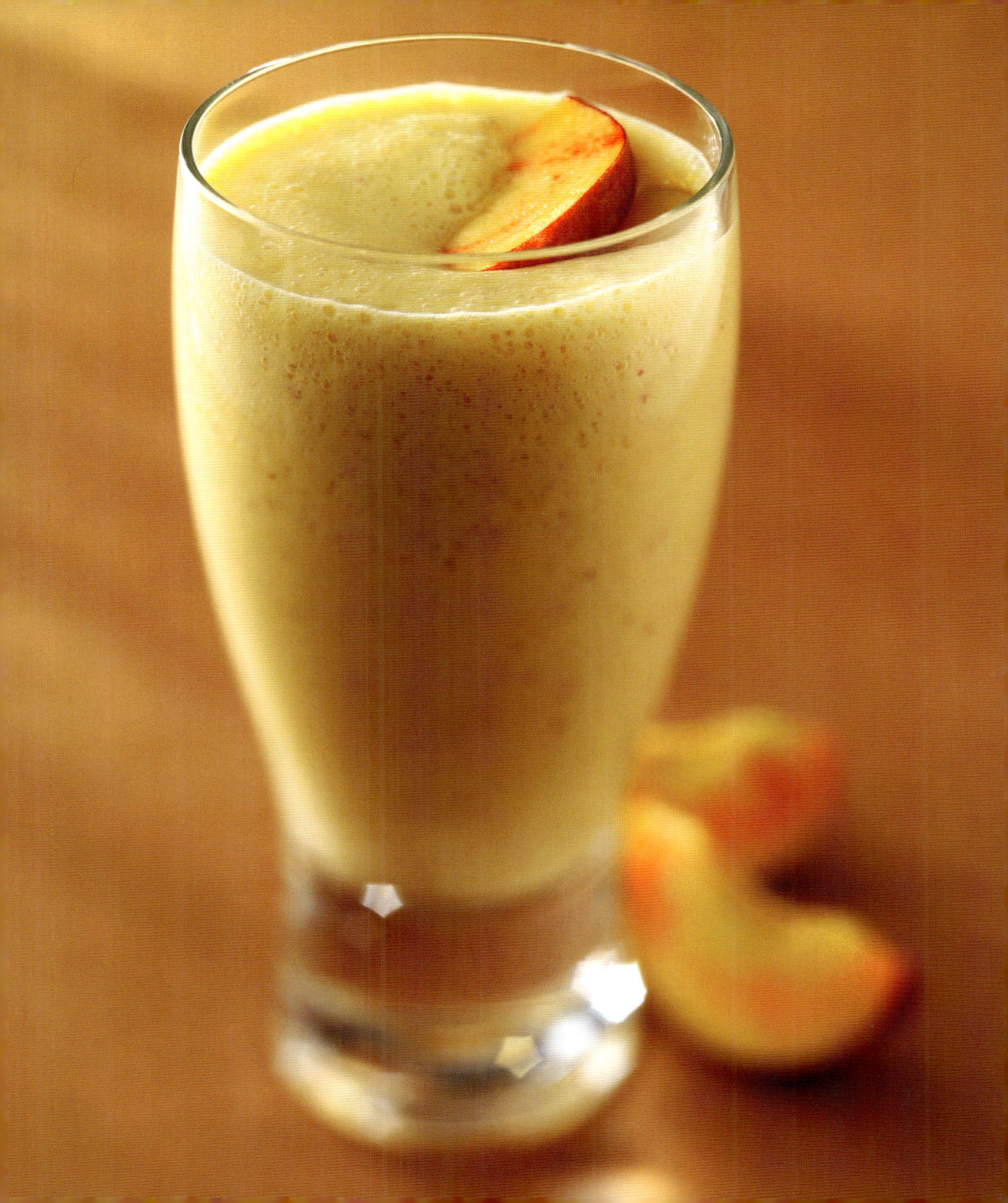

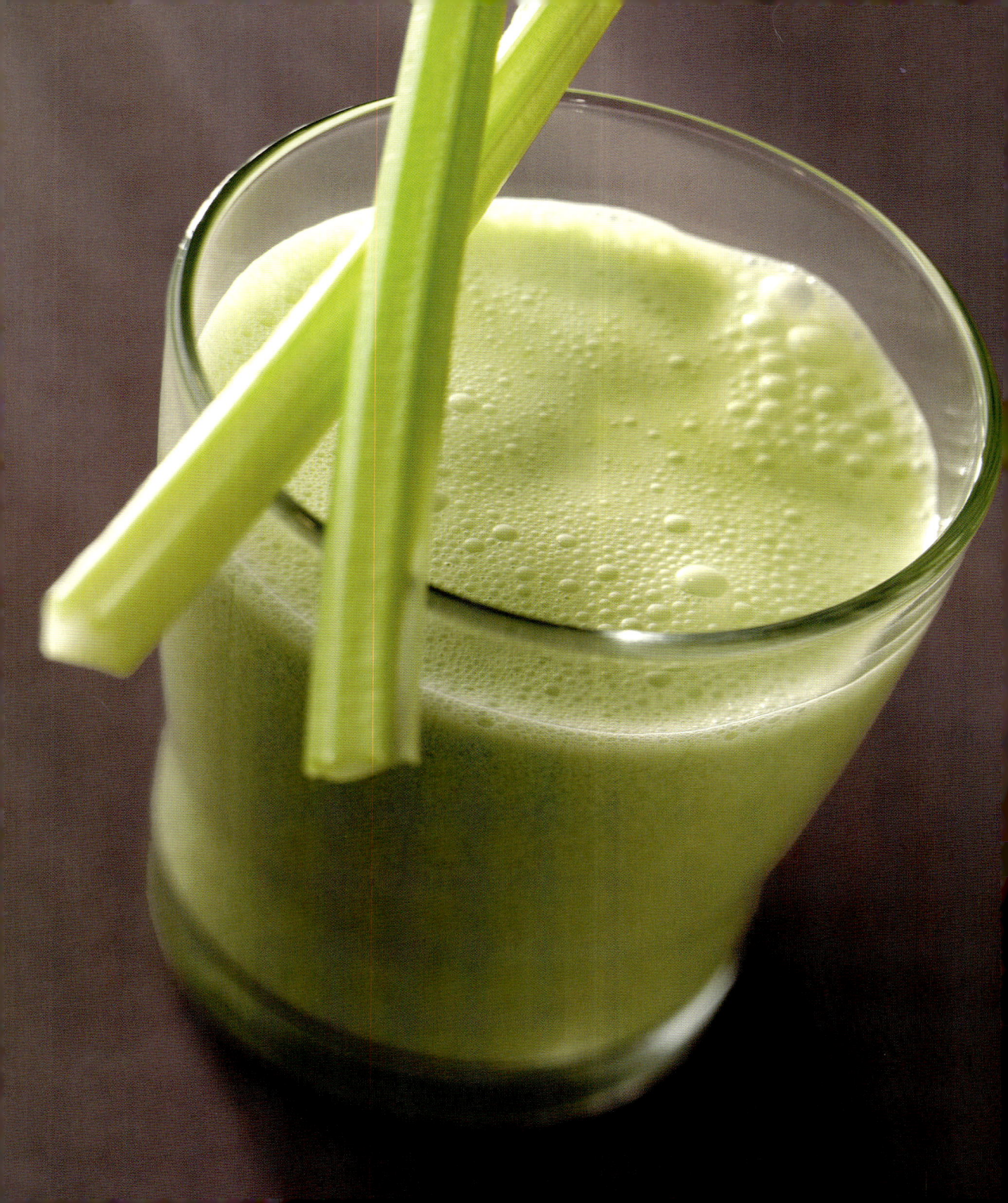

< Birnen-Cashew-Drink

Mit Spinat und Cashewkernen strotzt dieser Drink nur so vor Eisen – so kommt pure Power ins Glas. Birnen und Zitronen liefern dazu viel Vitamin C, das bei der Umwandlung der Nährstoffe in Energie benötigt wird.

1½ Birnen, geschält • ½ Zitrone, geschält • 1 Selleriestange, plus 2 Stangen zum Garnieren • 1 kleine Handvoll Blattspinat • 40 g Cashewkerne

Früchte und Gemüse entsaften. Den Saft mit den Cashewkernen in den Mixer füllen, 125 ml Wasser zugeben und cremig mischen. In ein Glas gießen und mit den Selleriestangen garnieren.

GESUNDHEITLICHER NUTZEN
*Cashewkerne besitzen viel **Eisen und Kupfer**, beides wichtige Nährstoffe für den **Aufbau der roten Blutkörperchen**. Darüber hinaus liefern sie **Protein, Magnesium und Zink** für **gesunde Knochen, Haut und Haare**.*

Nährwerte pro Portion: *Kalorien 317 kcal • Protein 8,5 g • Kohlenhydrate 30,5 g [darunter 24,2 g Zucker] • Fett 18,7 g*

Satay-Smoothie

In diesem Drink kommen natürlicher Zucker für den schnellen Energieschub und langsamer verfügbare Energie, die über den Tag fit hält, zusammen. Gurke, Sellerie und Wassermelone fügen dem Körper Feuchtigkeit zu, erfrischen und verjüngen ihn.

225 g Wassermelone • 1 Tomate • 1 Selleriestange • ½ Salatgurke • 1 TL zucker- und salzfreie cremige Erdnussbutter

Früchte und Gemüse entsaften. Den Saft in den Mixer geben und mit der Erdnussbutter cremig pürieren.

GESUNDHEITLICHER NUTZEN
*Die Frucht-Gemüse-Kombination enthält viel **Kalium und weiterer Elektrolyte**, die den Wasserhaushalt in Balance bringen, was besonders nach körperlicher Betätigung wichtig ist.*

Nährwerte pro Portion: *Kalorien 146 kcal • Protein 4,6 g • Kohlenhydrate 21,6 g [darunter 19,9 g Zucker] • Fett 5,2 g*

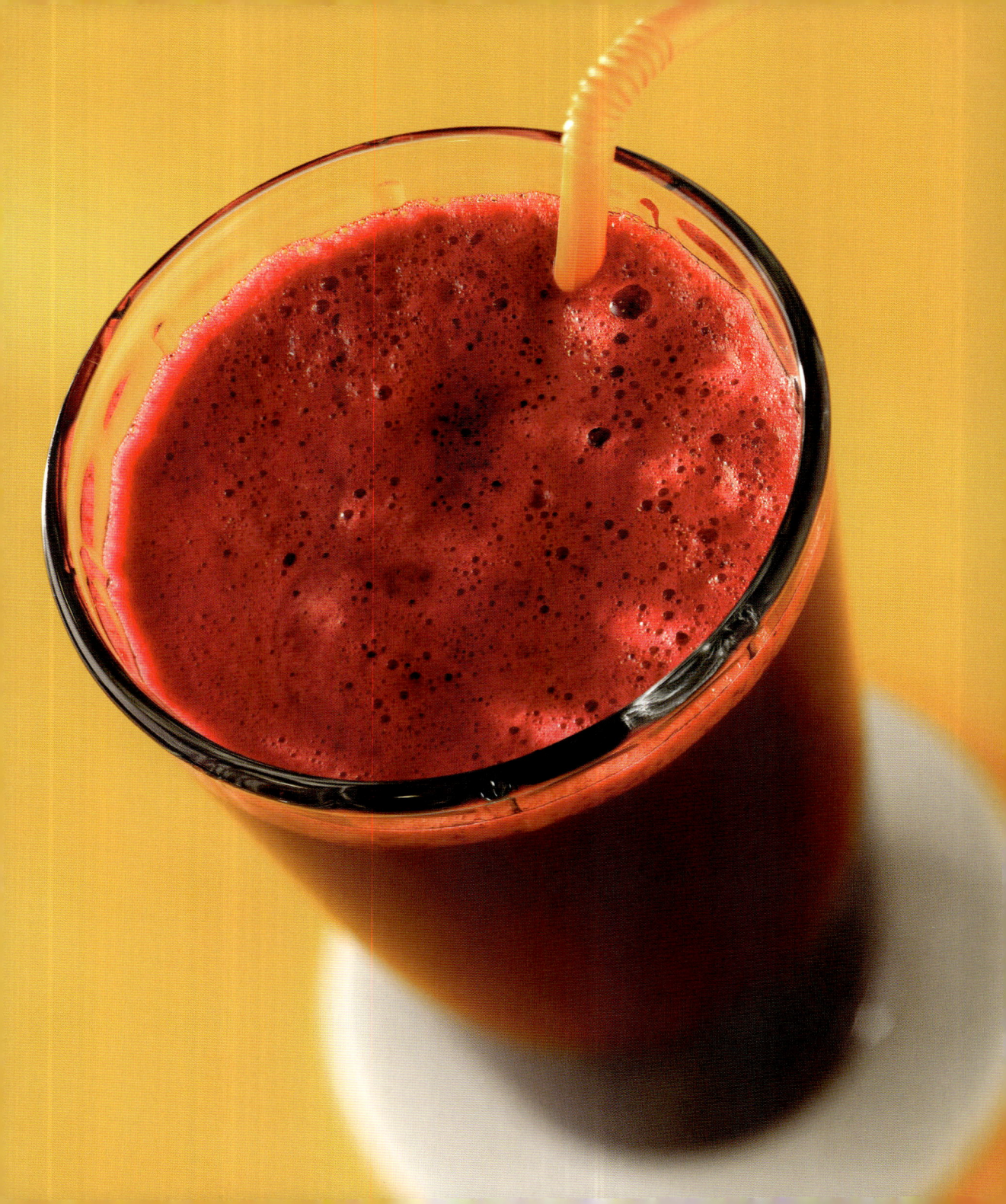

< Blutrote Erfrischung

Fühlen Sie sich ausgelaugt und brauchen dringend einen Energiekick? Rote Bete und Spinat in diesem blutroten Drink sind hervorragend geeignet, die sauerstofftransportierenden roten Blutkörperchen zu vermehren, und die Gurke führt Ihrem Körper Flüssigkeit zu – das hilft Ihnen dabei, wieder munter zu werden, und bringt Ihren Elektrolythaushalt ins Gleichgewicht, was für Energiebalance und Muskelfunktion eine Rolle spielt.

½ Salatgurke • 1 Rote Bete • 1 Handvoll Blattspinat • 2 Äpfel • 1 TL Brauhefe oder Hefeflocken

Gemüse und Früchte zusammen entsaften. Den Saft mit der Hefe in den Mixer füllen und mischen.

GESUNDHEITLICHER NUTZEN
*Brauhefe ist eine inaktive Hefe, die reich an **B-Vitaminen, Aminosäuren und Mineralstoffen** ist. Wegen ihres hohen Vitamin-B-Gehalts ist sie ein hervorragender Energielieferant zwischen den Mahlzeiten. Sie **fördert den Stoffwechsel** und macht Ihnen damit die **Gewichtsregulierung** leichter.*

Nährwerte pro Portion: *Kalorien 108 kcal • Protein 4 g • Kohlenhydrate 22,2 g [darunter 20,7 g Zucker] • Fett 0,8 g*

Rotes Wunder

Dieser belebende Drink ist der perfekte Muntermacher. Rote Bete gilt als Blut-Stärkungsmittel, das die Sauerstoffaufnahmefähigkeit der roten Blutkörperchen erhöht und den Kreislauf auf Trab bringt. Und Nori-Flocken sind eine gute Quelle für Spurenelemente und Jod, die den Stoffwechsel ankurbeln und von der Schilddrüse benötigt werden, die die Energieverbrennung reguliert.

½ Rote Bete • ½ Möhre • 1 Apfel • 1 Orange, geschält • ¼ Salatgurke • ½ TL Leinsamenöl oder Omega-3/6/9-Fettsäuren • ½ TL Nori-Flocken

Gemüse und Früchte entsaften. Öl und Nori-Flocken damit verrühren.

GESUNDHEITLICHER NUTZEN
*Nori ist reich an den **Antioxidantien Vitamin A und C, Vitamin B$_2$** und dem Mineralstoff **Magnesium**, die für den Energieumsatz von großer Bedeutung sind. Leinsamenöl besitzt essenzielle **Omega-3 Fettsäuren**, die der Körper in hormonähnliche Substanzen, die Prostaglandine, umwandelt. Diese wiederum **steuern den Stoffwechsel und reduzieren entzündliche Prozesse**. Diese wertvollen Fette sind bei der Fettverbrennung beteiligt und **senken den Cholesterin- und Triglizeridspiegel**.*

Nährwerte pro Portion: *Kalorien 115 kcal • Protein 3,3 g • Kohlenhydrate 23,9 g [darunter 21,7 g] • Fett 1,4 g*

Exotischer Hanf-Smoothie

Voll mit essenziellen Fettsäuren und Protein macht dieser Smoothie satt und zufrieden. Damit ist er ein toller Drink vor oder nach dem Sport, der Hungerattacken den Garaus macht. Mischen Sie gleich eine größere Portion, die Sie über den Tag nippen, oder genießen Sie ihn zum Frühstück, wenn die Zeit knapp ist.

½ Banane • 2 große Handvoll Blattspinat • 150 ml Kokosnusswasser • ½ Mango, geschält, entsteint und gehackt • 1 EL geschälte Hanfsamen • 1 EL Agavendicksaft • ½ TL Zimt • Eiswürfel zum Servieren

Alle Zutaten bis auf die Eiswürfel in den Mixer geben und cremig mischen. Über die Eiswürfel gießen und servieren.

GESUNDHEITLICHER NUTZEN
*Hanfsamen enthalten große Mengen an **Omega-6- und Omega-3 Fettsäuren**, die die **Körperzellen gesund halten** können. Reich an **Proteinen**, Fetten und Antioxidantien helfen sie bei krankheits- oder verletzungsbedingten **Entzündungen**.*

Nährwerte pro Portion: *Kalorien 265 kcal • Protein 8,2 g • Kohlenhydrate 43,5 g [darunter 31,8 g Zucker] • Fett 7,8 g*

Süßer Kürbis >

Vergessen Sie gesüßte industriell hergestellte Energiedrinks, denn dieser Drink wird Sie überzeugen. Er bringt energetisierende Antioxidantien, Vitamin C und Beta-Carotin, viel Protein und gesunde Fette für lang anhaltende Energie mit. Wenn Sie es gerne spritzig mögen, lassen Sie das Wasser weg und gießen Sie am Ende kohlensäurehaltiges Mineralwasser dazu.

2 Orangen, geschält • 150 g Butternusskürbis, geschält und entkernt • 15 g Pekannüsse • 2 Datteln • ½ TL Vanilleextrakt

Orangen und Kürbis entsaften. Den Saft mit den übrigen Zutaten in den Mixer geben und mit 150 ml Wasser cremig mischen.

GESUNDHEITLICHER NUTZEN
*Butternusskürbis besitzt viel Beta-Carotin, Lutein und Zeaxanthin, **wirksame Antioxidantien,** die die **Augen gesund halten** können und **entzündungshemmende Eigenschaften** haben, die sie u. a. für die Gelenke so wichtig machen, beispielsweise bei **rheumatoider Arthritis**. Als gute Quelle für **lösliche Ballaststoffe** spielen die Inhaltsstoffe des Kürbis eine Rolle für die **Darmgesundheit** und **können das Risiko für Darmkrebs** reduzieren.*

Nährwerte pro Portion: *Kalorien 259 kcal • Protein 5,8 g • Kohlenhydrate 36,8 g [darunter 29,5 g Zucker] • Fett 10,9 g*

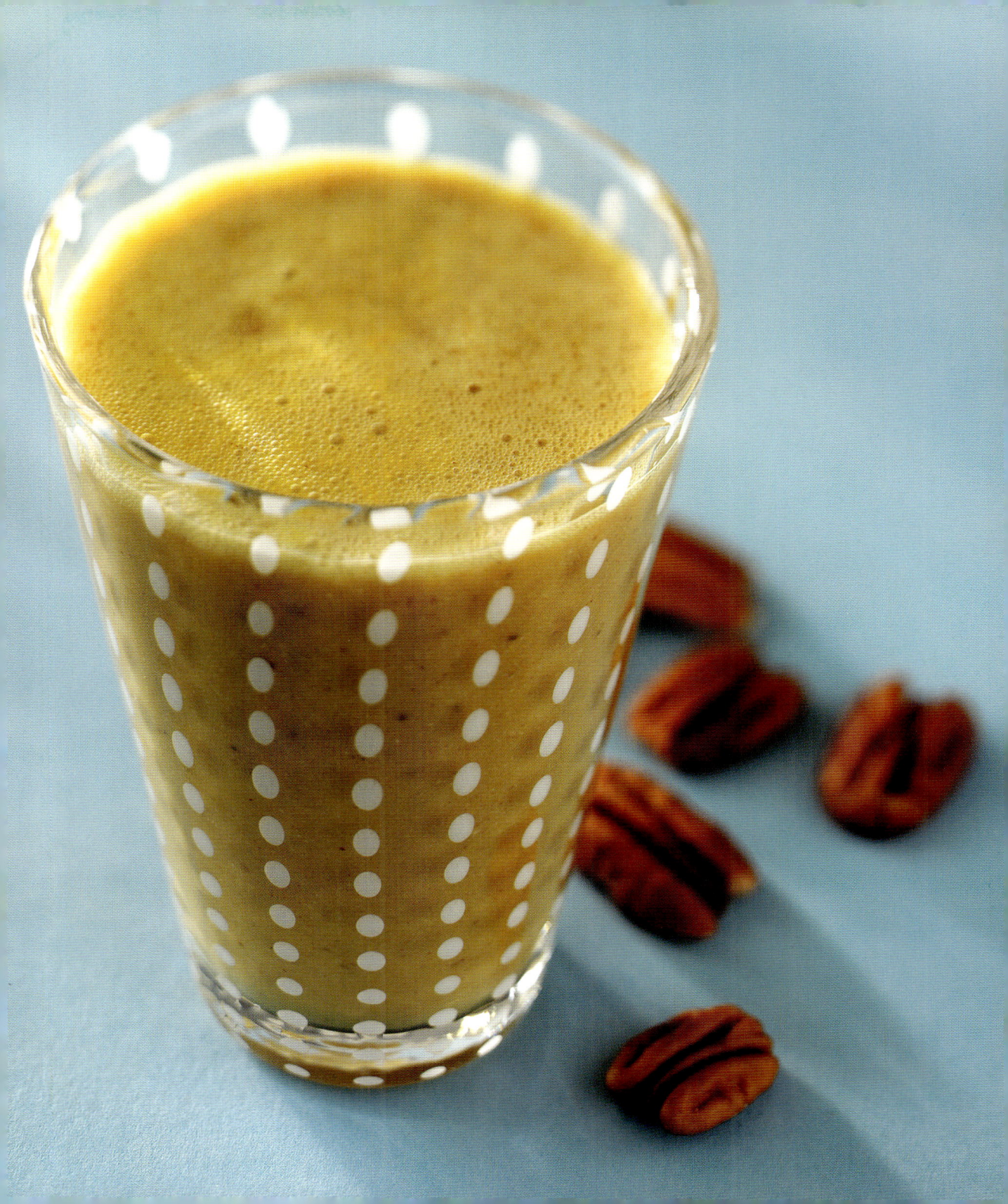

Beflügelnder Highlander

In dieser gesunden Variante des schottischen Cranachan (einem Dessert aus Schlagsahne, Himbeeren und Whisky) liefern Haferflocken und Nüsse viel langsam verfügbare Energie sowie Protein gegen plötzliche Heißhungerattacken (für einen glutenfreien Smoothie nehmen Sie stattdessen Buchweizenflocken). Nüsse sind eine besonders gute Proteinquelle, daneben sind sie reich am Mineralstoff Mangan, der den Blutzucker stabilisiert.

½ TL Kokosfett oder Olivenöl • ½ TL Agavensirup oder Manuka-Honig oder anderer naturbelassener Honig • ¼ TL Zimt • 1½ EL Haferflocken • 1 EL Haselnüsse • 2 Pflaumen • 115 g TK-Himbeeren • ½ TL Rosenwasser • 4 EL fettarmer Joghurt

Kokosfett mit Agavensirup und Zimt in einem Topf erhitzen. Haferflocken und Haselnüsse einrühren. 2–3 Minuten goldgelb rösten, dann beiseite stellen. Die Pflaumen entsaften. Saft mit den restlichen Zutaten und der Haferflockenmischung in den Mixer füllen und weich und cremig mischen. Mit etwas Wasser verdünnen, wenn der Drink zu dickflüssig ist.

GESUNDHEITLICHER NUTZEN
*Haselnüsse sind eine der besten Quellen für **Vitamin E**, einem starken Antioxidans, das **zellschädigende freie Radikale neutralisieren kann**. Himbeeren und Pflaumen liefern **Ballaststoffe für die Darmgesundheit** und stecken darüber hinaus voller Antioxidantien, Vitamine und Mineralstoffe fürs allgemeine Wohlbefinden. Manuka-Honig wirkt **antiviral, antibakteriell, wundheilend und stabilisierend auf das Verdauungssystem**.*

Nährwerte pro Portion: *Kalorien 314 kcal* • *Protein 11,3 g* • *Kohlenhydrate 38,4 g [darunter 16,8 g Zucker]* • *Fett 14,2 g*

Birnen-Power

Der schnelle Kick, wenn Ihre Energie nachlässt. Probieren Sie es mit diesem Saft, der Ihre Flüssigkeitsspeicher auffüllt und natürlichen Zucker mitbringt. Das macht ihn zu einem perfekten Auffrischer vor dem Sport.

2 Birnen • 150 g grüne Trauben• 1 gelbe Pflaume, entsteint • 3 Minzblättchen • 1 TL Leinsamenöl • kohlensäurehaltiges Mineralwasser zum Servieren

Birnen, Trauben, Pflaume und Minzblättchen zusammen entsaften. Das Öl unterrühren und das Mineralwasser hineingeben.

GESUNDHEITLICHER NUTZEN
*Birnen haben einen **hohen Gehalt an Ballaststoffen,** die Ihren Darm schützen und das **Risiko für Darmkrebs reduzieren können.** Mit ihrem **hohen Gehalt an Vitamin-C** und dem **Mineralstoff Kupfer,** die eine **antioxidative** Wirkung haben, unterstützen sie Ihr Immunsystem. Grüne Trauben besitzen viele Mineralstoffe, die den **Säure-Basen-Haushalt des Körpers regulieren** und **Elektrolyte auffüllen,** die den Informationstransport zwischen den Zellen ermöglichen und mit der Zeit aufgebraucht werden. Sie sind **gute Leber- und Nierenreiniger.***

Nährwerte pro Portion: *Kalorien 248 kcal • Protein 2,7 g • Kohlenhydrate 57,4 g [darunter 53,1 g Zucker] • Fett 2,6 g*

Blaues Wunder

Mit ihrem enorm hohen natürlichen Zuckergehalt sind Trauben die perfekten Energielieferanten und bringen dabei noch Mineralstoffe mit, die durch Bewegung verbraucht wurden. Mit einem Löffel Proteinpulver stabilisiert dieser Drink den Blutzuckerspiegel, was zu einer langfristigen Versorgung der Muskulatur beiträgt.

200 g blaue Trauben • 1 Apfel • 3 Feigen • 3 Kumquats, entsteint • 30 g Heidelbeeren • 30 g Vanille-Weizenproteinpulver • Eiswürfel zum Servieren

Trauben, Äpfel, Feigen und Kumquats entsaften. Den Saft in den Mixer füllen und mit Heidelbeeren und Proteinpulver sämig mischen. Über die Eiswürfel gießen und servieren.

GESUNDHEITLICHER NUTZEN
*Kumquats unterstützen mit ihrem **hohen Vitamin-C-Gehalt den Krebs-Zyklus** (siehe Seite 128). Wenn Sie die Frucht im Ganzen entsaften, gewinnen Sie damit die **Bioflavonoide**, die in den Kernen und direkt unter der Schale sitzen. Diese wirksamen Antioxidantien sind als **Schutz vor einigen Krebsarten** bekannt.*

Nährwerte pro Portion: *Kalorien 285 kcal • Protein 22,2 g • Kohlenhydrate 49,7 g [darunter 46 g Zucker] • Fett 1,1 g*

Sportlershake >

Gut verdaulich und sättigend ist dieser Smoothie ein toller Snack sowohl vor als auch nach dem Sport. Er füllt die Energiespeicher und erhöht die Muskelausdauer. Sie müssen kein Sportler sein, um davon zu profitieren! Auch wenn Sie wetterfühlig sind oder von einer Krankheit genesen, wird Ihnen dieser Drink helfen.

225 g Kirschen, entsteint • 2 Granatäpfel, Kerne und Fruchtfleisch • 30 g Vanille-Weizenproteinpulver • 150 ml Kokosmilch • 1 TL Mandelbutter • 1 TL Lecithingranulat

Kirschen und Granatäpfel entsaften. Den Saft in den Mixer füllen und mit den restlichen Zutaten weich und cremig mischen.

GESUNDHEITLICHER NUTZEN
*Weizen ist eine tolle Wahl für Sportler und alle, die viel unterwegs sind. Er ist eine **ausgewogene Quelle für Aminosäuren**, die den **Muskelabbau verhindern**, und eine fantastische pflanzliche Kalziumquelle (für **stabile Knochen**). Zudem hat er **entzündungshemmende Eigenschaften**.*

Nährwerte pro Portion: *Kalorien 331 kcal • Protein 25,6 g • Kohlenhydrate 47,4 g [darunter 43,4 g Zucker] • Fett 5,5 g*

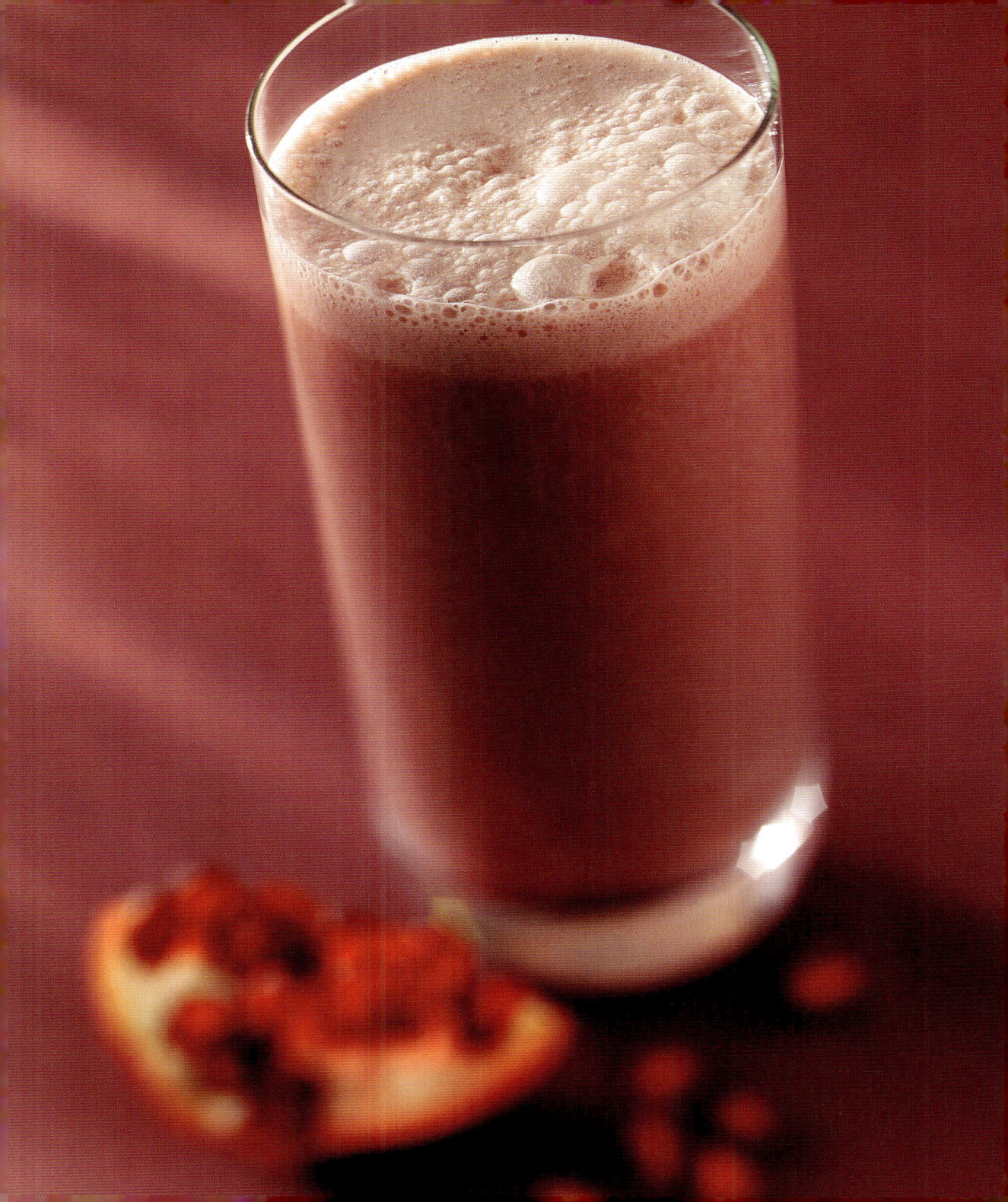

Schokoladen-Sesam-Drink

Cremig und magenfüllend wird dieser Drink nicht nur Ihre Lust auf Schokolade befriedigen, sondern auch die Glykogenspeicher auffüllen und Ihnen damit schnelle Energie zur Verfügung stellen, wenn Sie sich schlapp fühlen. Glykogen ist das Speichermolekül für Energie in den Muskeln.

125 ml fettarme Milch • 100 ml fettarmer Joghurt • 1 kleine Banane • 2 Backpflaumen • ¼ TL Zimt • 1 Prise gemahlene Muskatnuss • 1 EL rohes Kakaopulver • 1 TL Tahin

Alle Zutaten im Mixer weich und cremig mischen.

GESUNDHEITLICHER NUTZEN
*Sesamsamen (aus denen Tahin hergestellt wird) haben einen **hohen Gehalt an Phytosterolen** und können damit zur **Senkung des Cholesterinspiegels** beitragen und das **Immunsystem fördern**. Mit viel **Kalzium und Magnesium** versorgen Sie Knochen und Muskulatur. **Protein und essenzielle Fettsäuren halten den Blutzuckerspiegel stabil**.*

Nährwerte pro Portion: *Kalorien 279 kcal • Protein 13,8 g • Kohlenhydrate 44,9 g [darunter 31,2 g Zucker] • Fett 5,8 g*

Energiekick

Dieser milchige und tröstliche Drink bringt viele wertvolle Nährstoffe mit, die Sie wieder in Schwung bringen. Er ist eine exzellente Proteinquelle, die den Blutzucker stabil halten kann und Ihr Energieniveau hochhält.

250 ml Mandelmilch • 2 EL rohes Kakaopulver • 1 TL Maca-Pulver • 1 EL Agavendicksaft • 1 TL Leinsamenöl • ½ TL Ginsengpulver oder einige Tropfen Ginsengtinktur (nach Belieben)

Alle Zutaten im Mixer cremig-sämig mischen.

GESUNDHEITLICHER NUTZEN
*Unter Sportlern ist Ginseng ein beliebter natürlicher Energiekick, denn er kann den **Muskelaufbau und die Ausdauer fördern**. Als wohlbekanntes **Adaptogen** kann es den Körper **bei der Bekämpfung von Stresssymptomen unterstützen und Hormonschwankungen ausgleichen**. Er besitzt außerdem eine große Bandbreite an Vitaminen, Mineralstoffen und Aminosäuren, darunter Energie mobilisierende **B-Vitamine und Eisen**.*

Nährwerte pro Portion: *Kalorien 289 kcal • Protein 9,1 g • Kohlenhydrate 48,1 g [darunter 10,9 g Zucker] • Fett 7,5 g*

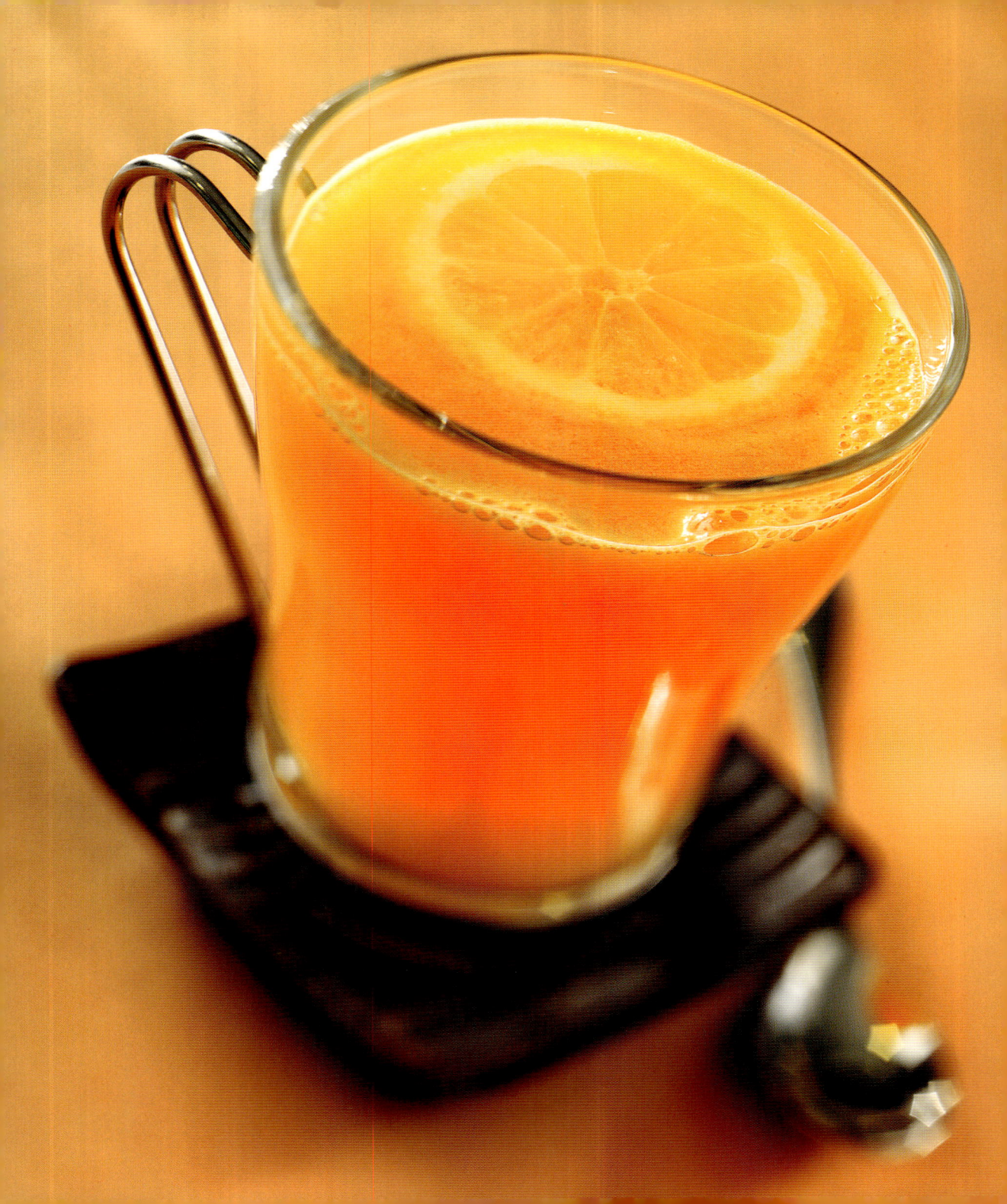

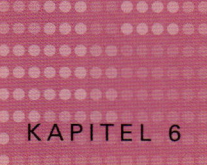

KAPITEL 6

Säfte fürs Immunsystem

Wenn Sie gesund und mit allen Nährstoffen gut versorgt sind, dann kann Ihr Immunsystem Infektionen effektiv abwehren. Fehlt es in Ihrer Ernährung aber an essenziellen Nährstoffen, die das Immunsystem benötigt, sind Sie anfälliger für Krankheiten. In diesem Kapitel finden Sie eine große Auswahl an Säften, die Erkrankungen vorbeugen und Ihre Genesung beschleunigen können, sollten Sie doch einmal krank sein. Alle Säfte stecken voller Antioxidantien, Vitamine und Mineralstoffe, die die Produktion von infektionsabwehrenden weißen Blutkörperchen und Antikörpern fördern. Beginnen Sie Ihren Tag mit einem exotischen Kokostraum oder einem großen Schluck grünem Tropenrausch, die viele radikalfangende Antioxidantien besitzen. Fühlen Sie sich nicht ganz wohl oder kämpfen gegen eine Erkältung an? Dann trinken Sie ein Glas Beerentraum oder Honig-Grapefruit-Mix. Diese und andere leckere Säfte in diesem Kapitel stecken voller wertvoller Nährstoffe, sodass Sie sich im wahrsten Sinne des Wortes gesund und stark trinken können.

< Zitrus-Ingwer-Tee, Seite 150

Das Immunsystem-Säfte-Programm

Ihr komplexes Immunsystem kennt viele Wege, den Körper vor krankmachenden Eindringlingen wie Viren, Bakterien und Pilzen zu schützen. Für Ihr Wohlbefinden – ob kurz- oder langfristig – ist das unverzichtbar.

Ein gut funktionierendes Immunsystem schützt Sie gegen weit mehr als Husten, Schnupfen, Heiserkeit. Es wehrt immuninduzierte Krankheiten wie Krebs ab, beugt Autoimmunerkrankungen wie rheumatoider Arthritis vor und hilft bei der Wundheilung.

Angesichts dieser ständigen Abwehrarbeit ist das Immunsystem für sein Funktionieren auf die fortwährende Zufuhr wichtiger Nährstoffe angewiesen. Viele Säfte in diesem Kapitel enthalten proteinhaltige Lebensmittel wie Nüsse, Samen, Milchprodukte und Tofu, die die Produktion neuer Immunzellen unterstützen, um die heilenden Kräfte des Körpers zu regenerieren. Proteinhaltige Lebensmittel helfen auch bei der Rekonvaleszenz, denn sie bauen Körpersubstanz auf.

Nährstoffe fürs Immunsystem Sie werden feststellen, dass alle Säfte in diesem Kapitel reich an schützenden Antioxidantien sind, besonders an den Vitaminen A, C und E, Carotinoiden, Bioflavonoiden, Selen und Zink. Diese Substanzen unterstützen Ihren Körper bei Entzündungen, beim Aufbau bestimmter Immunzellen und fördern die Produktion von Antikörpern. Säfte, die viel Vitamin B_6 enthalten, helfen beim Aufbau von Aminosäuren, die eine Rolle im Immunsystem spielen.

Probiotische Nahrungsmittel wie Joghurt oder Buttermilch können die Immunfunktion im Darm fördern, deshalb sind auch sie in vielen Säften enthalten. Einige Säfte enthalten spezielle antimikrobiell wirksame Nahrungsmittel und Kräuter wie Manuka-Honig, Knoblauch, Zwiebeln und Echinacea, die Infektionen, Husten und Erkältungen abwehren.

Die Säfte anwenden Leiden Sie unter einer bestimmten Krankheit oder haben in den letzten Monaten mehrere Erkältungen durchlitten, dann empfehle ich Ihnen, täglich zwei oder drei Säfte aus diesem Kapitel über einen Monat zu trinken, um Ihr Immunsystem aufzubauen. Gehen Sie nach dem unten stehenden Beispieltag vor, um Ihr immunstärkendes Programm zu starten. Versuchen Sie, wenig Zucker zu essen, denn Zucker ist ein Feind Ihres Immunsystems. Danach sollten Sie einen Saft täglich trinken, um Ihr Immunsystem optimal zu unterstützen.

Säfte fürs Immunsystem – Beispieltag

Frühstück Kirsch-Buttermilch-Smoothie **(Seite 156)**. Pochiertes Ei auf Vollkorntoast, mit Tahin bestrichen

Vormittagsssnack 1 Handvoll Paranüsse und 1 Handvoll Backpflaumen

Mittags Gemüse-Tonic **(Seite 155)**. Gebackene Bio-Hühnerbrust auf Salat: 1 gehackte gekochte Rote Bete, 1 gehackte Tomate und ½ gehackte rote Paprikaschote, mit grünem Salat gemischt (dunkle Blätter). Salat mit Kür-biskernen bestreuen und mit etwas Zitronensaft anmachen. Gemischte Beeren mit fettarmem Joghurt

Nachmittagssnack Zitrus-Ingwer-Tee **(Seite 150)**. Zuckerfreie Haferkekse mit Nussmus bestrichen

Mittags 1 Schälchen Misosuppe (nach Packungsanweisung; eine gute Marke wählen). Pfannengerührte Garnelen und gemischtes Gemüse: Je 1 EL Zitronensaft und Sojasauce mit ½ TL geriebenem Ingwer und 1 gehackten Knoblauchzehe mischen. Etwas Olivenöl in einem Wok oder einer Pfanne erhitzen und einen Beutel (ca. 150 g) gemischtes Pfannengemüse mit der Zitronensaftmischung darin bei starker Hitze kross braten. 100 g gegarte Garnelen darin durcherhitzen. Abschmecken und mit Korianderblättchen bestreuen. 85 g gekochten Basmatireis dazu servieren (ca. 40 g ungekochter Reis)

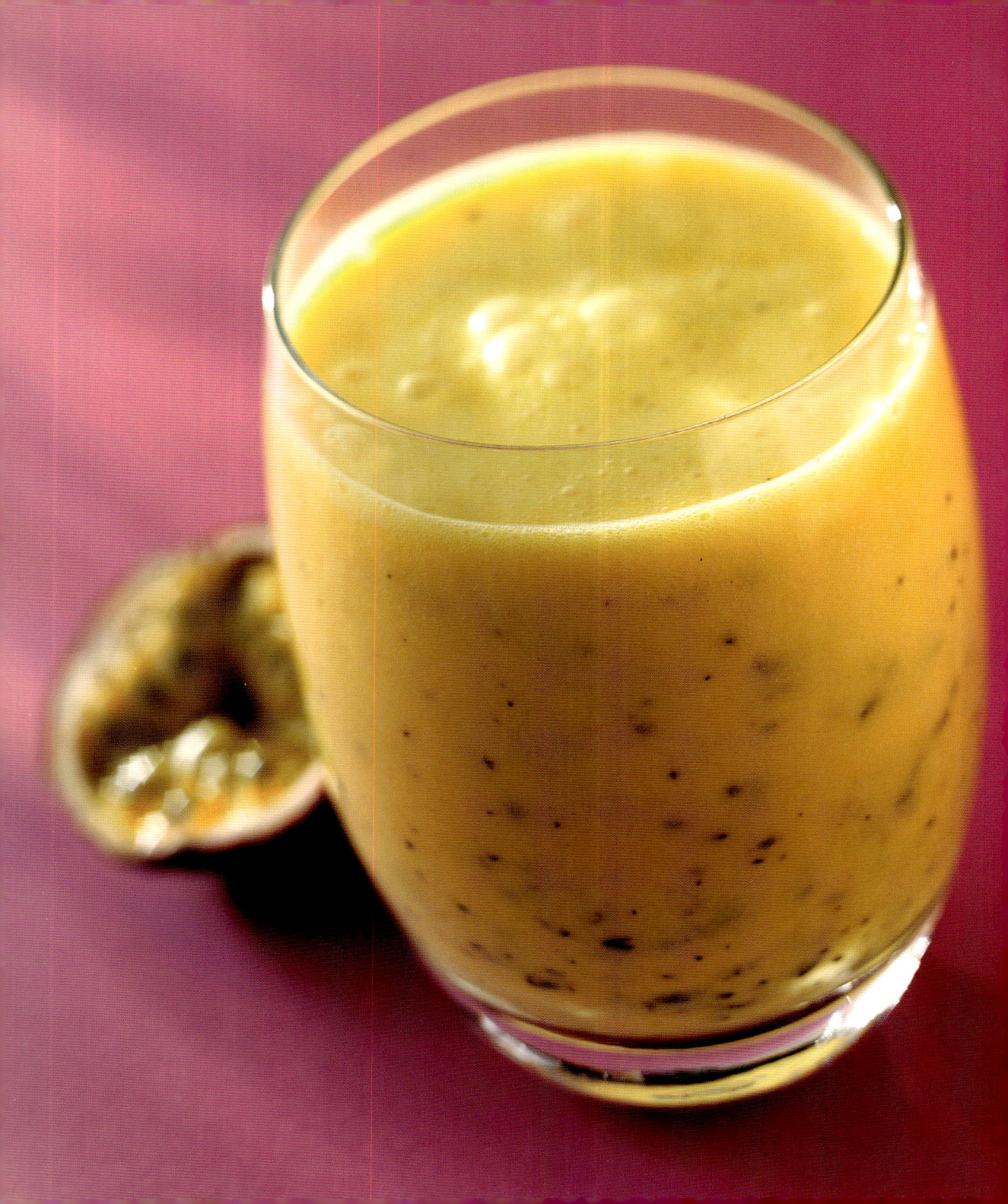

< Exotischer Kokostraum

Orange, Maracuja und Guave – dieser Smoothie steckt voller Vitamin C, das Sie vor Grippe und Erkältungen schützt und vielem anderen mehr.

1 Guave, geschält • 1 Orange, geschält • 4 Maracujas, Fruchtfleisch und Samen • 150 ml Kokosmilch

Guave und Orange entsaften. Den Saft mit den restlichen Zutaten in den Mixer füllen und cremig mischen.

GESUNDHEITLICHER NUTZEN
*Neben ihrem großen Vitamin-C-Gehalt besitzen Maracujas viele **Phytochemikalien, Phenolsäuren und Flavonoide**, die alle für ihre **antimikrobiellen Eigenschaften** und ihre **Fähigkeit, das Krebswachstum zu hemmen**, bekannt sind. Kokosmilch enthält **Laurinsäure**, die im Körper in eine **antivirale und antibakteriell wirksame Substanz**, das Monolaurin, umgewandelt wird.*

Nährwerte pro Portion: *Kalorien 115 kcal • Protein 3,8 g • Kohlenhydrate 24 g [darunter 22,8 g Zucker] • Fett 1,1 g*

Pekannussdrink

Dieser Drink ist ein Hauptgewinn für Ihr Immunsystem – cremig, fruchtig und mit einem hohen Gehalt an Antioxidantien. Das Protein aus den Nüssen ist am Aufbau infektionsbekämpfender weißer Blutkörperchen beteiligt.

100 g Süßkartoffel • 1 Apfel • ½ Banane • 1 TL Manuka-Honig • 15 g Pekannüsse • ½ TL Zimt • ½ TL Mixed Spice (Gewürzmischung mit Zimt, Muskat und Piment)

Süßkartoffel und Apfel entsaften. Saft mit den übrigen Zutaten in den Mixer geben, 200 ml Wasser zufügen und cremig mischen.

GESUNDHEITLICHER NUTZEN
*Pekannüsse enthalten eine **große Menge an Ellagsäure**, der eine **antikarzinogene Wirkung** zugesprochen wird, sowie antioxidativ wirksame Nährstoffe wie **Vitamin E und Selen**. Manuka-Honig ist für seine **antimikrobielle und antivirale Wirkung** bekannt, während Süßkartoffeln viel **Vitamin A** besitzen, das ebenfalls **antioxidativ wirksam** ist.*

Nährwerte pro Portion: *Kalorien 284 kcal • Protein 3,5 g • Kohlenhydrate 45,5 g [darunter 27,2 g Zucker] • Fett 11,1 g*

Zitrus-Ingwer-Tee

Die Kombination aus Zitrusfrüchten, Honig und grünem Tee ergibt einen tollen Drink mit krankheitsvorbeugender Wirkung, der einfach perfekt ist, wenn Sie ein wenig kränkeln. Die Gewürze sind wunderbar wärmend – das wird Sie wieder auf die Füße bringen.

1 Beutel grüner Tee • 1 Zimtstange • 1 TL Manuka-Honig • 1 rosa Grapefruit, geschält • 1 Orange, geschält, plus 1 Schnitz zum Garnieren • 1 Zitrone, geschält • 1 cm Ingwer, geschält • Eiswürfel zum Servieren (nach Belieben)

Teebeutel und Zimtstange in einen Becher geben und 150 ml kochendes Wasser darübergießen. Honig einrühren, 5 Minuten ziehen lassen, dann abgießen. Die übrigen Zutaten bis auf die Eiswürfel und den Orangenschnitz zum Garnieren entsaften und den Saft in den Tee rühren. Abgießen, mit dem Orangenschnitz garnieren und sofort trinken oder abkühlen lassen, über die Eiswürfel gießen und servieren.

GESUNDHEITLICHER NUTZEN
*Dieser Drink ist reich an **Antioxidantien und Bioflavonoiden**, die das **Risiko, an bestimmten Krebsarten zu erkranken, reduzieren können**. Das ebenfalls reichlich vorhandene **Vitamin C** fördert die **Antikörperproduktion**. Manuka-Honig wirkt **antiseptisch und antimikrobiell** und ist dafür bekannt, **Verbrennungen, Geschwüre, Wunden und viele Infektionen zu heilen**.*

Nährwerte pro Portion: *Kalorien 125 kcal • Protein 3,3 g • Kohlenhydrate 28,7 g [darunter 27,2 g Zucker] • Fett 0,5 g*

Vanilleshake

Dieser süße Smoothie mit exotischer Note besitzt viel Protein, das für die Abwehrkräfte des Körpers eine wichtige Rolle spielt. Joghurt ist eine gute Quelle für nützliche Bakterien, die das Immunsystem unterstützen, indem sie die „schlechten" Bakterien im Darm in Schach halten.

10 Litschis, entsteint • 30 g Vanille-Weizenproteinpulver • 1 kleine Banane • 2 Paranüsse • 150 ml fettarmer Vanillejoghurt oder Naturjoghurt

Alle Zutaten in den Mixer geben und cremig mischen. Mit etwas Wasser verdünnen, wenn der Drink zu dickflüssig ist.

GESUNDHEITLICHER NUTZEN
*Paranüsse sind eine hervorragende Quelle für **Selen**, aus dem der Körper Glutathion herstellt. Dieses Antioxidans **schützt den Körper vor oxidativem Stress und krebsverursachenden Zellen**.*

Nährwerte pro Portion: *Kalorien 378 kcal • Protein 30,4 g • Kohlenhydrate 52,8 g [darunter 47,2 g Zucker] • Fett 6,5 g*

Beerentraum

Wunderbar wärmend ist dies der ideale Winterdrink. Echinacea-Tinktur, ein Kräuterextrakt, ist dafür bekannt, das Immunsystem auf Vordermann zu bringen und vor Erkältungen zu schützen. Durch den Manuka-Honig wird die vorbeugende Wirkung des Drinks noch verstärkt.

2 Äpfel • 115 g Heidelbeeren • 115 g schwarze Johannisbeeren • 15 Tropfen Echinacea-Tinktur • 1 TL Manuka-Honig

Früchte entsaften, dann die Tinktur und den Honig einrühren. In einem Topf aus rostfreiem Stahl erhitzen, wenn gewünscht.

GESUNDHEITLICHER NUTZEN
Die Beeren-Kombination in diesem Saft liefert eine große Vielzahl an **Antioxidantien***, besonders Bioflavonoide, Anthocyanidine und Vitamin C, die die* **Immunzellen versorgen und an der Produktion von Antikörpern beteiligt sind***. Diese Antioxidantien* **unterstützen auch antikarzinogene Prozesse** *und können damit bestimmte Krebsarten bekämpfen.*

Nährwerte pro Portion: *Kalorien 153 kcal • Protein 2,3 g • Kohlenhydrate 37,4 g [darunter 35,7 g Zucker] • Fett 0,4 g*

Honigfeige >

Wenn Sie sich von einer überstandenen Krankheit erholen, bei der Sie wenig Appetit hatten oder einfach einen Aufmunterer brauchen, ist dies der richtige Drink für Sie.

3 Feigen • 2 Äpfel • 150 ml fettarmer Joghurt • ½ TL Zimt, plus etwas zum Bestäuben • 1 TL Manuka-Honig • 1 EL geröstete Mandelblättchen

Feigen und Äpfel entsaften. Den Saft mit den restlichen Zutaten bis auf den Zimt zum Bestäuben in den Mixer füllen und cremig mischen. Mit dem Zimt bestäubt servieren.

GESUNDHEITLICHER NUTZEN
Feigen enthalten **krebsabwehrende Substanzen***. Sie sind eine gute Quelle für* **natürlichen Zucker, Eisen und Kalium***, die schnelle Energie liefern und den* **Flüssigkeitshaushalt regeln***. Bei Verdauungsproblemen kann ihr Enzym Ficin den* **Darm beruhigen***.*

Nährwerte pro Portion: *Kalorien 288 kcal • Protein 11,8 g • Kohlenhydrate 39,9 g [darunter 37,6 g Zucker] • Fett 10,2 g*

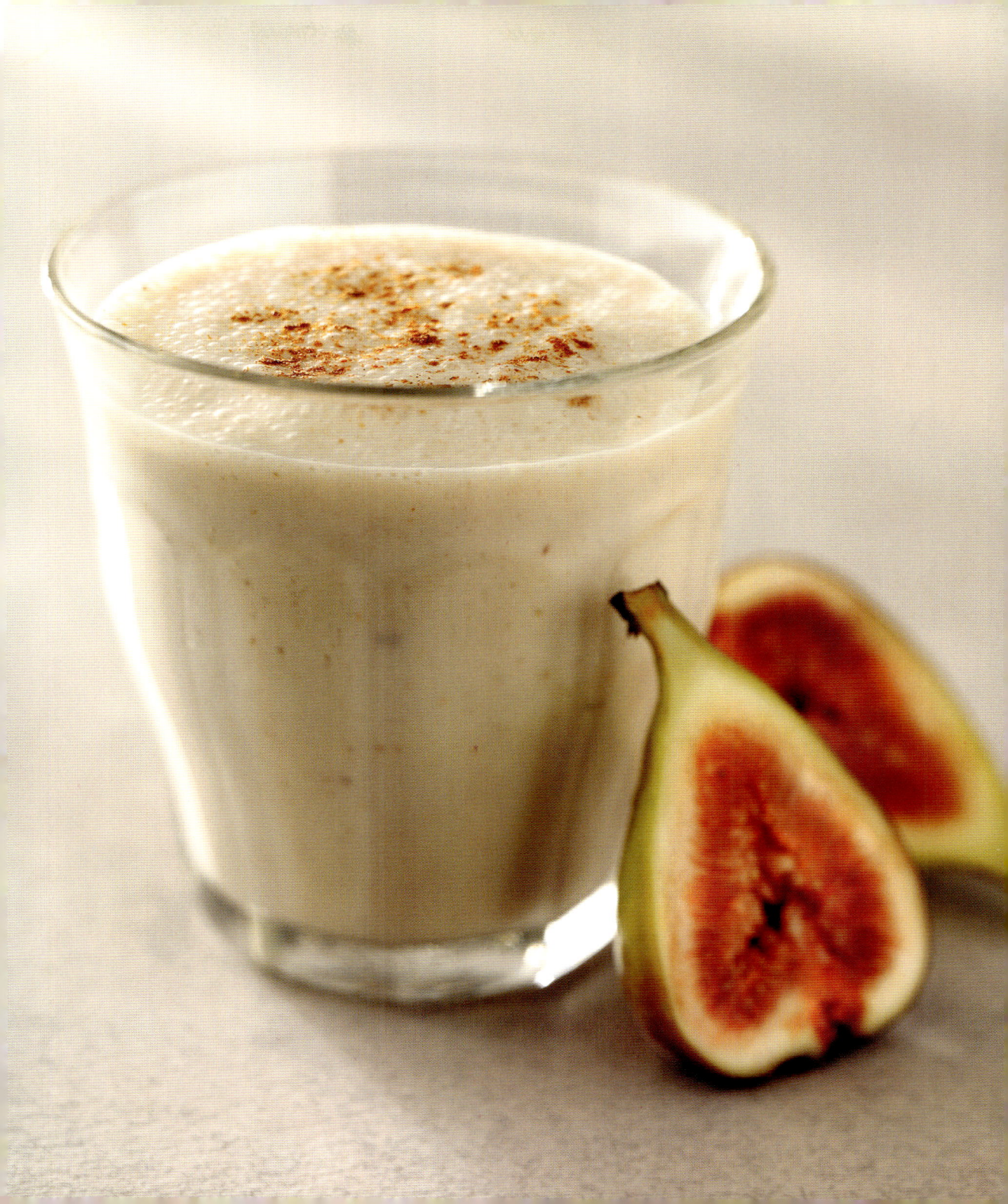

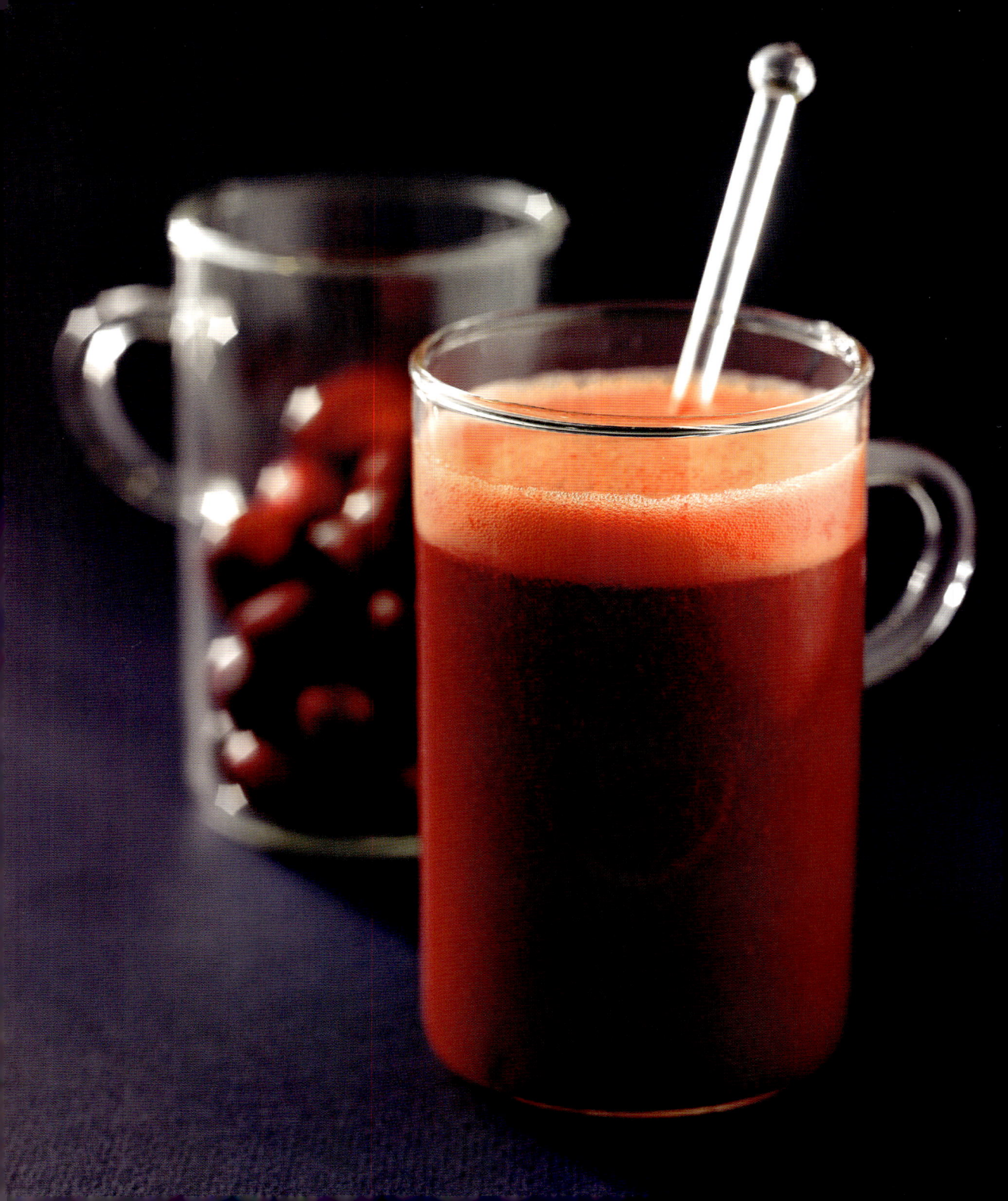

< Cranberry-Sirup

Viel besser als eine zuckerhaltiger Hustensaft: Probieren Sie diesen leckeren pinkfarbenen Drink, um Erkältungen, Husten und Halsschmerzen die kalte Schulter zu zeigen. Cranberrys können die Abwehrkräfte Ihres Körpers gegen Viren, Bakterien und Pilze stärken.

225 g Cranberrys • 1 Orange, geschält • 1 TL Manuka-Honig • 115 g Himbeeren

Cranberrys und Orange entsaften. Den Saft mit Honig und Himbeeren in den Mixer füllen und cremig mischen.

GESUNDHEITLICHER NUTZEN

*Cranberrys stecken voller gesunder Inhaltsstoffe wie **Anthocyanidine**, denen man eine **antioxidative und wundheilende Wirkung** nachsagt. Die Beeren sind dafür bekannt, das **Harnsystem gesund zu halten**, können sich aber auch **hemmend auf Krebszellen auswirken, hartnäckigen Husten und Halsschmerzen und gastrointestinale Infektionen bekämpfen**.*

Nährwerte pro Portion: *Kalorien 130 kcal • Protein 3,9 g • Kohlenhydrate 29,3 g [darunter 27,9 g Zucker] • Fett 0,7 g*

Gemüse-Tonic

Voller vorbeugender Antioxidantien bietet diese pikante Kombination eine würdige – und gesündere – Alternative zu gekauften Tomaten- oder Gemüsesäften.

2 Selleriestangen • 1 kleine Knoblauchzehe • 4 Tomaten • 1 große Handvoll Blattspinat und Brunnenkresse • 2 Möhren

Alle Zutaten zusammen entsaften und gut umrühren.

GESUNDHEITLICHER NUTZEN

*Brunnenkresse und Spinat enthalten viel **Eisen und Vitamin C für mehr Energie und Ausdauer**, während die Gemüsemischung voller Beta-Carotin, Lycopen, Lutein und Zeaxanthin steckt, die der **altersbedingten Makuladegeneration** und anderen chronischen Veränderungen **vorbeugen** können. Knoblauch hat eine starke **entgiftende und immununterstützende Wirkung durch Schwefelverbindungen**, darunter Allicin, das **das Wachstum von Krebszellen bremsen kann**. Als gutes Antibiotikum kann er **Infektionen bekämpfen**, besonders gastrointestinale. Er wirkt **stark abschwellend, was bei Erkältungen und Husten hilft**.*

Nährwerte pro Portion: *Kalorien 107 kcal • Protein 5 g • Kohlenhydrate 18,7 g [darunter 17,1 g Zucker] • Fett 1,9 g*

Kirsch-Buttermilch-Smoothie

Dieser rosafarbene Drink hat heilende und verjüngende Eigenschaften. Buttermilch ist auch bei Laktose-Intoleranz verträglich, da ihre lebenden Kulturen Laktose in die besser verdauliche Milchsäure umwandeln. Wenn Sie keine Buttermilch bekommen, verwenden Sie stattdessen Naturjoghurt.

2 Äpfel • 125 ml Buttermilch • 115 g Kirschen, entsteint • 1 kleine Banane

Äpfel entsaften. Den Saft zusammen mit den übrigen Zutaten in den Mixer füllen und sämig mischen. Mit etwas Wasser verdünnen, wenn der Drink zu dick ist.

GESUNDHEITLICHER NUTZEN
Wie Joghurt besitzt auch Buttermilch viele **nützliche Bakterien**, *die das Immunsystem im Darm unterstützen. Kirschen sind bekannt dafür,* **Schmerzen in Knochen und Gelenken** *zu lindern, und sie besitzen viele* **Flavonoide, die vor bestimmten Krebsarten schützen können.** *Regelmäßig getrunken, kann dieser Drink* **Magenprobleme und Diarrhoe lindern.**

Nährwerte pro Portion: *Kalorien 240 kcal • Protein 6,8 g • Kohlenhydrate 53,8 g [darunter 49,5 g Zucker] • Fett 1,1 g*

Grüner Tropenrausch >

Ein leichter und erfrischender Drink, der die Lebensgeister weckt. Das Kokosnusswasser füllt die Flüssigkeitsspeicher des Körpers, die in Krankheitszeiten aus der Balance geraten können.

1 Birne • 150 g Brokkoliköpfchen, plus ein Röschen zum Garnieren • 1 Handvoll Weizengras oder 1 TL Weizengraspulver • 150 ml Kokosnusswasser • 6 Litchis, entsteint

Birne, Brokkoli und Weizengras, falls verwendet, entsaften. Den Saft zusammen mit den übrigen Zutaten (mit dem Weizengraspulver, falls verwendet) in den Mixer füllen und cremig mischen. Mit einem Brokkoliröschen garniert servieren.

GESUNDHEITLICHER NUTZEN
Weizengras ist **reich an Chlorophyll**, *das die gleiche Zusammensetzung wie unsere roten Blutkörperchen hat, die die* **Zellen mit Sauerstoff versorgen. Vitamin B, C, E und Carotin, die freie Radikale zerstören,** *sind ebenfalls reichlich vorhanden, sowie* **Aminosäuren, die die Zellerneuerung fördern.** *Brokkoli enthält* **leberschützende Schwefelverbindungen.**

Nährwerte pro Portion: *Kalorien 190 kcal • Protein 7,9 g • Kohlenhydrate 37,3 g [darunter 28,7 g Zucker] • Fett 1,6 g*

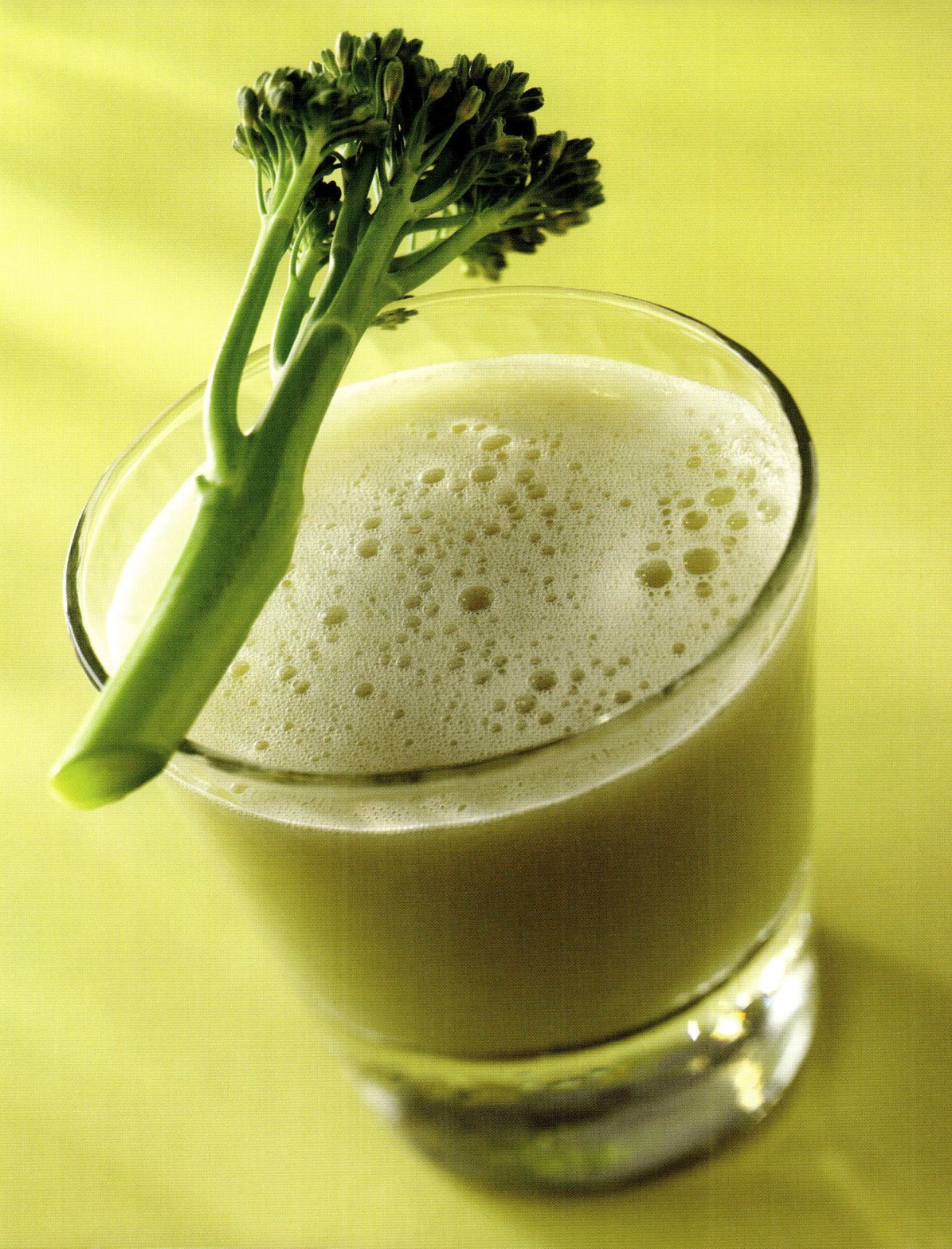

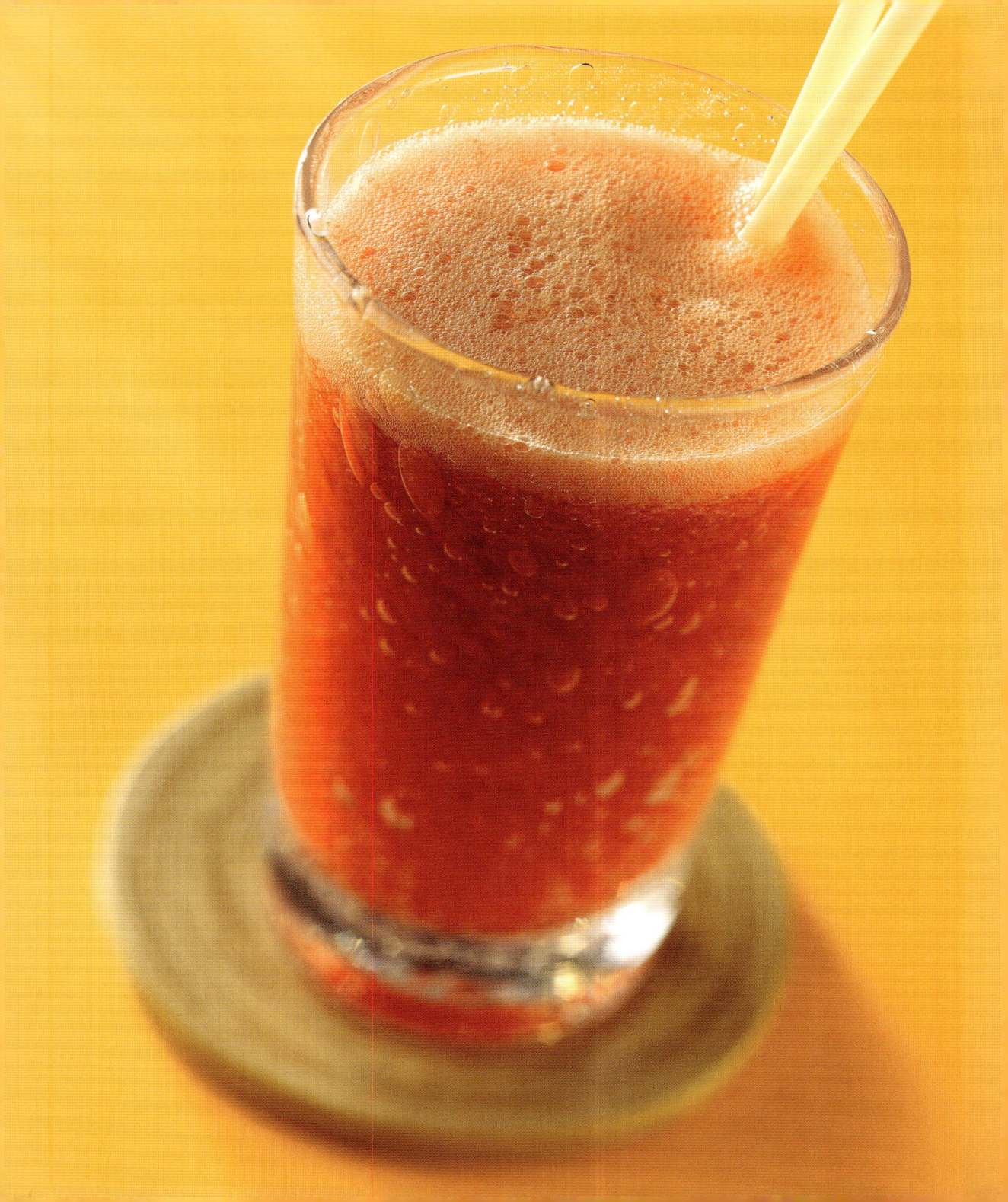

Honig-Grapefruit-Mix

< Abend-Kick

Wenn Sie sich zu sehr strapaziert haben, dann liefert Ihnen dieser Drink viele rote Früchte, die Ihr Immunsystem wieder auf Vordermann bringen und Krankheiten abwehren, während Bananen Ihre Ausdauer und Energie pushen.

2 Tamarillos • 1 rosa Grapefruit, geschält • 175 g Erdbeeren • 1 kleine Banane

Tamarillos, Grapefruit und Erdbeeren entsaften. Den Saft mit der Banane in den Mixer füllen und cremig mischen.

GESUNDHEITLICHER NUTZEN
*Tamarillos enthalten die **Antioxidantien Vitamin A, C und E** sowie **munter machendes Eisen und Kalium**. Sie sind kalorienarm und **ballaststoffreich**, helfen, den **Blutzuckerspiegel zu stabilisieren**, und **fördern eine gesunde Verdauung**.*

Nährwerte pro Portion: *Kalorien 194 kcal • Protein 5,2 g • Kohlenhydrate 43,7 g [darunter 39,9 g Zucker] • Fett 0,8 g*

Bei Halsentzündung oder Erkältung genießen Sie diesen wohltuenden und sättigenden Drink, der lindernd und heilend wirkt.

1 Grapefruit, geschält • 1 cm Ingwer, geschält • 250 g Ananas, geschält • 4 Gewürznelken • 1 TL Manuka-Honig

Grapefruit, Ingwer und Ananas entsaften. Den Saft mit den Nelken und dem Honig in einen Topf geben und bei schwacher Hitze erwärmen. Von der Platte nehmen und 5 Minuten ziehen lassen, dann abgießen und sofort trinken.

GESUNDHEITLICHER NUTZEN
*Gewürznelken haben eine **antibakterielle und entzündungshemmende Wirkung**, damit sorgen sie für **Erleichterung bei Zahn- und Halsschmerz**. Das enthaltene Öl bietet mit Eugenol einen Bestandteil, der **Bakterien und Entzündungen wirksam bekämpfen** kann.*

Nährwerte pro Portion: *Kalorien 175 kcal • Protein 2,5 g • Kohlenhydrate 42,4 g [darunter 40,3 g Zucker] • Fett 1,1 g*

Register